Além
de
Atkins

Dr. Douglas J. Markham

Além de Atkins

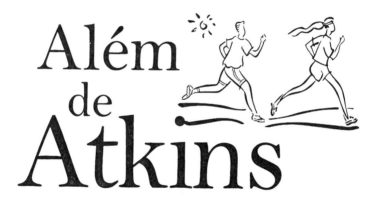

Uma abordagem mais SAUDÁVEL e EQUILIBRADA
PARA O BAIXO CONSUMO DE CARBOIDRATO

Tradução
Maria Clara de B. W. Fernandes

CIP-BRASIL. CATALOGAÇÃO-NA-FONTE
SINDICATO NACIONAL DOS EDITORES DE LIVROS, RJ.

M297a   Markham, Douglas J.
        Além de Atkins / Douglas J. Markham; tradução Maria
        Clara de B. W. Fernandes. – Rio de Janeiro: Best*Seller*, 2007.

        Tradução de: Beyond Atkins
        Apêndices
        Inclui bibliografia
        ISBN 978-85-7684-085-5

        1. Dieta de baixo carboidrato. I. Título.

07-2070   CDD: 613.25
                                     CDU: 613.24

Título original norte-americano
BEYOND ATKINS
Copyright © 2004, 2005 by Douglas J. Markham, D. C.
Copyright da tradução © 2007 by Editora Best Seller Ltda.
Publicado mediante acordo com o editor original Pocket Books,
uma divisão de Simon & Schuster, Inc.

Capa: Mello & Mayer
Editoração eletrônica: Abreu's System

Nota do editor: Tomou-se cuidado para assegurar a exatidão das informações aqui apresentadas e descrever práticas adequadas ao público geral. Autor e editora não são responsáveis por equívocos, omissões ou quaisquer conseqüências da aplicação das orientações deste livro e não oferecem garantia, expressa ou implícita, com relação ao conteúdo da obra. À medida que pesquisas clínicas e estudos difundem novas informações científicas, tratamentos e procedimentos recomendados sofrem modificações. Desse modo, apesar de autor e editora terem feito o possível para tornar este livro preciso e atualizado, procedimentos, métodos e práticas atuais estão sujeitos a mudanças. Ainda, indivíduos diferem em sua anatomia, fisiologia, necessidades e capacidade, e recomendações específicas, em geral adequadas, podem não ser apropriadas para determinada pessoa. Finalmente, esta obra não se destina a fornecer aconselhamento médico ou substituir a consulta a um profissional, e sim a educar. Em vista de todo o exposto, o leitor fica advertido a sempre consultar um médico ou profissional de saúde.

Todos os direitos reservados. Proibida a reprodução,
no todo ou em parte, sem autorização prévia por escrito da editora,
sejam quais forem os meios empregados.

Direitos exclusivos de publicação em língua portuguesa para o Brasil
adquiridos pela
EDITORA BEST SELLER LTDA.
Rua Argentina, 171, parte, São Cristóvão
Rio de Janeiro, RJ – 20921-380
que se reserva a propriedade literária desta tradução

Impresso no Brasil

ISBN 978-85-7684-085-5

À minha esposa e melhor amiga, Andrea R. Gasporra, doutora em odontologia, por seu amor, paciência e interminável compreensão.

À minha mãe, Loretta Markham, mãe solteira que dedicou os melhores anos de sua juventude a criar os quatro filhos com poucos recursos.

À minha avó, Mary Markham, que nasceu em uma fazenda em Wisconsin, em 1898, e viveu até os 94 anos. Suas histórias, ensinamentos e valores familiares continuam a me influenciar e inspirar.

A Bruce e Helen Timm, vizinhos cujo amor e generosidade fizeram toda a diferença na vida de um menino.

Às mais de 300 mil vítimas que morrem todos os anos por doenças relacionadas à obesidade; a seus familiares, entes queridos, amigos, colaboradores e outros.

A meus pacientes, porque, sem seu apoio, confiança, aquiescência e compromisso com o programa Saúde Total não haveria nenhum livro.

À minha leal equipe, Beverly Donley e Gretchen Linville, cujo constante apoio a mim e a meus pacientes nunca será esquecido.

Agradecimentos

QUERO EXPRESSAR MINHA GRATIDÃO ÀS MUITAS PESSOAS QUE TORNARAM este livro possível, a começar por meus pais, minha equipe e meus amigos, que me incentivaram a partilhar o programa de emagrecimento e bem-estar Saúde Total com o restante do mundo. Este livro não existiria sem seu constante apoio. Gostaria de agradecer, em particular, às pessoas cujo tempo, talento e dedicação ajudaram a preparar e aperfeiçoar as páginas a seguir.

Sou profundamente grato a Larry King, autor, apresentador de programa de entrevistas e fundador da Larry King Cardiac Foundation, que, apesar de extremamente requisitado, encontrou tempo para contribuir com um eloqüente e sério prefácio expressando a importância de assumir o controle da própria saúde. Lary King sempre foi uma fonte especial de inspiração e incentivo para todos com sua abordagem imparcial e equilibrada na cobertura dos acontecimentos mundiais.

Ao dr. Henry Heimlich, que desenvolveu a manobra de Heimlich, fundador do Heimlich Institute, humanitário e companheiro rotariano, pela revisão deste manuscrito e, ainda mais importante, pela contribuição para a raça humana. Seu trabalho, provavelmente, salvou mais vidas do que os esforços de muitos outros indivíduos na história da humanidade, por intermédio de técnicas inovadoras.

Agradeço ao secretário de Saúde dos Estados Unidos, Tommy Thompson, e ao surgeon general dr. Richard Carmona, pelo compromisso de sua administração com a luta contra a obesidade. Também ao belo estado de Wisconsin, minha terra natal, e de Tommy Thompson, por nos fornecer um ambiente salutar e um sistema de educação pública excelente durante os anos de nossa infância.

Um agradecimento especial a meu bom amigo John Schneider, ator e diretor cuja história de superação da obesidade na infância inspirou milhões de pessoas, por seu entusiasmo e apoio a mim e a meus esforços para informar a sociedade sobre as armadilhas das doenças relacionadas à obesidade.

Também agradeço ao dr. Frank M. Dawson, clínico geral, por sua contínua amizade e seu incansável compromisso com seus pacientes e o serviço à comunidade junto à Conejo Free Clinic.

Um grande obrigado ao amigo Jackson Sousa, fisiologista e personal trainer, pela revisão da parte de exercícios deste livro e por me colocar em forma.

Agradeço a você, Cynthia Langford, nutricionista registrada, por seu apoio e pela revisão dos conceitos nutricionais que tornam o estilo alimentar de alto consumo de proteína e baixo consumo de carboidrato de Saúde Total equilibrado e bem-sucedido.

Sou grato a Stephen G. Axelrode, osteopata e clínico geral, chefe de primeiros atendimentos do Los Robles Regional Medical Center; dr. Miguel Gonzalez, especialista em medicina interna; e dr. Mel Hayashi, ortopedista; pelo encaminhamento de seus pacientes e feedback profissional.

Também sou grato a Troy Leinem, gerente de recursos humanos; e a Karen Lehman, enfermeira do serviço de saúde ocupacional da Bombardier Aeroespace/Learjet, por apoiar o Saúde Total como benefício para seus funcionários e um programa integral de bem-estar nas empresas baseado na Internet.

Sou grato a Robert Shaw, diretor-presidente do Los Robles Regional Medical Center, por me ajudar a apresentar o programa Saúde Total à comunidade médica, e a sua esposa, Lisa, que defendeu os benefícios do Saúde Total para os jovens por intermédio das associações de pais e mestres locais.

Agradeço a Tom Voccola e Frances Fujii, co-fundadores da CEO[2], por seu apoio, amizade e princípios de visão corporativa, que me ajudaram a conceber e aperfeiçoar meus objetivos e sonhos.

Sou muitíssimo grato a Anna Moses, gerente de relações públicas da Dannon Company, Inc.; e a Gerry Morrison, presidente do conselho; e a Roeland Poolet, diretor-presidente da Carbolite Foods, Inc., por sua confiança no programa Saúde Total, pelo suporte financeiro de sua empresa e pelo apoio moral e compromisso contínuo com a campanha Saúde pela América.

Sou imensamente grato a Carol Marriot, diretora-executiva do Ventura County Western States Affiliate da American Heart Association, à American Heart Association e aos seus voluntários, pelos incansáveis esforços para informar o público sobre a prevenção de doenças cardíacas e acidente vascular cerebral. Também pela visão e pelos esforços humanitários de Carol para servir à população hispânica carente de Ventura County.

Um agradecimento especial a Alan M. Horwitz, por seus valores do Meio-Oeste, ética e orientação legal durante todo este projeto. Também a sua esposa, Joanne Horwitz, pelo enorme coração e esforços voluntários com a American Heart Association para instruir mulheres sobre suas principais causas de morte: a doença cardíaca e o acidente vascular cerebral.

Sou grato a David H. Murdock, presidente do conselho e diretor-presidente da Dole Food Company, Inc., pelo empenho em fornecer as frutas frescas e os produtos vegetais de melhor qualidade do planeta. Também por sua visão ao publicar *Encyclopedia of Foods*, o melhor e mais abrangente livro de referência sobre saúde geral que já vi.

Um sincero agradecimento a Louise Burke, da Simon & Schuster, editora; Liate Stehlik, vice-presidente de publicação e editora associada; e Christina E. Boys, editora associada, pela orientação editorial e ilimitado entusiasmo com esse programa e sua capacidade de mudar a vida das pessoas.

Sumário

Prefácio de Larry King 15

Prólogo 17

PARTE I
Por que o programa Saúde Total funciona

O nascimento do programa Saúde Total 23
Por que outras dietas não funcionam 25
O mito da dieta de baixa gordura 28
Como combinar os alimentos corretamente 33
Por que a gordura é a chave para a boa saúde 36
Três maneiras de melhorar seu equilíbrio de eicosanóides 42
Saúde do coração 44

PARTE II
Seguindo o programa Saúde Total

Visão geral 57
Dicas de sucesso do Saúde Total 58
Leia os rótulos dos alimentos 61

Produtos de baixo carboidrato e alta proteína................................. 65
Micronutrientes: vitaminas e minerais... 67
Bebeu água? 79
Fatos de fibras 81
Adoçantes 84
Dicas de preparação de alimentos... 93

PARTE III
Seu estilo alimentar no programa Saúde Total

Organizando tudo... 97
Como usar as opções de cardápio do Saúde Total 100
Quando você atinge seu peso-alvo... 108
Listas de unidades de macronutrientes 109
Opções do Saúde Total de cardápio rico em proteína e pobre em
    carboidrato.. 113
Dicas eficazes para diminuir o desejo de comida nos feriados........ 137

PARTE IV
Exercícios: Como e por que começar

Por que os exercícios são importantes.. 146
Escolher uma academia... 151
Como escolher um personal trainer... 154
Os princípios por trás do treinamento em circuito........................ 156
Circuito de Treinamento™ de 30 minutos para "Queima de
    Gordura" 157

PARTE V
Saúde Mental: Sugestões úteis para a felicidade

Bem-estar emocional e social... 175
Desenvolvimento intelectual 176
Crescimento espiritual... 176
Mais uma coisa... 178

PARTE VI
Receitas do programa Saúde Total

Aperitivos e lanches ricos em proteínas...................................... 181
Saladas, molhos e sopas.. 188

Saladas 188
Molhos 194
Sopas 196
Entradas ricas em proteínas 198
Carne bovina 198
Carne suína 204
Aves 207
Peixes e frutos do mar 214
Entradas protéicas vegetarianas 220
Guarnições de vegetais 225
Sobremesas 230

Apêndice A: Comprometa-se com a saúde e a felicidade 235

Apêndice B: Produtos recomendados 237

Apêndice C: Recursos de exercícios 243

Bibliografia 247

Índice remissivo 251

Prefácio

O DR. DOUGLAS MARKHAM É UM JOVEM INCRÍVEL. EU O CONHECI QUANDO ele foi convidado em meu programa de televisão, e achei suas idéias e sua apresentação impressionantes.

Recebi, então, uma cópia do manuscrito *Além de Atkins*. Trata-se, certamente, de um dos melhores materiais impressos sobre boa saúde, controle do diabetes e vida equilibrada.

Perdi peso e meu nível de açúcar no sangue está geralmente abaixo de 100, o que é notável para alguém com diabetes tipo 2, como eu. Reduzi a quantidade de medicamentos que tomava e estou prestes a eliminá-los totalmente.

O programa de exercícios de *Além de Atkins* faz muito sentido e não é difícil.

Se você seguir os conselhos do dr. Doug, posso quase garantir que terá uma vida melhor e mais saudável.

Vá em frente!

Larry King

Prólogo

A IDÉIA POR TRÁS DO PROGRAMA SAÚDE TOTAL É QUE VOCÊ TEM TOTAL direito à saúde e à felicidade. Você trabalha duro para prover sua subsistência e a de seus entes queridos. Não resta dúvida de que compromisso e sacrifício fazem parte da vida, mas, infelizmente, também podem comprometer sua saúde física e mental.

E isso é um crime. Sacrificando sua saúde, você poderá acabar gastando recursos arduamente conquistados com contas médicas, tentando neutralizar uma vida de escolhas erradas. É difícil apreciar os frutos de seu trabalho quando o estilo de vida que você lutou tanto para ter é limitado pela saúde deteriorada.

O programa Saúde Total inspirou e ensinou pessoas a otimizar sua saúde e bem-estar combinando um estilo alimentar de alto consumo de proteína e baixo consumo de carboidrato com exercícios físicos regulares, desenvolvimento intelectual e crescimento espiritual.

Milhares de pessoas participaram do programa Saúde Total, e muitas deixaram de precisar de medicamentos prescritos para problemas como hipertensão, colesterol alto e diabetes do adulto.

Acredito, sinceramente, que todos têm o direito de ser saudáveis e felizes. As pessoas só precisam das ferramentas certas para ajudá-las a mudar.

Em junho de 2002, John Schneider e eu aparecemos juntos no programa *Larry King Live*, da rede americana CNN. Foi quando John falou pela primeira vez na televisão sobre sua luta contra a obesidade na infância. Lá eu anunciei os meus planos de partir em minha turnê "Saúde pela América", parte de uma campanha nacional de educação pública para a prevenção de doenças relacionadas com a obesidade. Essa turnê acabaria me levando às 25 "cidades mais gordas" da América, segundo a revista *Men's Fitness*.

Aos 16 anos, com 112cm de cintura, 1,92m de altura e pesando quase 114kg, John seguiu o conselho de seu irmão e começou a mudar seu estilo de vida. Dois anos e 23kg a menos depois, sua carreira de ator decolou quando ele foi o galã Bo Duke na série de televisão *Os Gatões*. John atuou na série de sucesso *Smallville*, no papel de Jonathan Kent, e é adepto da filosofia de bem-estar e perda de peso Saúde Total.

A idéia de uma versão ampliada de meu primeiro livro, *Total Health*, resultou da reação profunda à história inspiradora de John e de meu compromisso contínuo com a luta contra a obesidade na infância e na idade adulta. O objetivo deste livro é mostrar ao mundo uma solução simples, segura e eficaz para controle de peso, bem-estar total e condicionamento físico.

A solução para nossa saúde e a epidemia de obesidade atual exigirá uma colaboração eficaz entre governo, organizações voluntárias (American Heart Association, associações de pais e mestres etc.) e setores privados (mídia, tevê, rádio, imprensa etc.), assim como um compromisso com a ação por parte de pais, indivíduos e comunidades no sentido de promover uma abordagem simples da saúde mediante *educação*, *implementação* e *acompanhamento* adequados.

Lembre-se de que você tem o direito absoluto de ser saudável e feliz! É meu sincero e mais profundo desejo que este livro e o programa Saúde Total o ajudem a dar seus primeiros passos para assumir o controle de sua saúde e criar uma vida inteira de bem-estar e felicidade!

Atenciosamente, no Saúde Total,
Dr. Doug

P.S.: Embora o programa Saúde Total seja uma abordagem muito mais equilibrada de um *estilo alimentar de baixo consumo de carboidrato*, devo agradecer aos pioneiros das dietas baseadas em proteína – pessoas como o dr. Stillman, o dr. Atkins e outros que, apesar de ridicularizados por colegas e nutricionistas, permaneceram fiéis às suas crenças. Eles sempre estiveram no caminho certo, mas suas abordagens não foram suficientemente equilibradas para promover a saúde no longo prazo.

Parte I

Por que o programa Saúde Total funciona

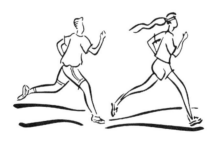

O NASCIMENTO DO PROGRAMA SAÚDE TOTAL

Vários anos antes de eu dar início ao programa Saúde Total, em 1996, tive a oportunidade única como médico quiroprático de trabalhar em um consultório com especialistas em medicina de família. Encaminhávamos vários pacientes uns para os outros. Muitos de nossos pacientes "partilhados" sofriam de problemas causados por obesidade, como hipertensão, colesterol alto e diabetes, condições que preferiam tratar com mudanças na alimentação e exercícios, em vez de medicação.

Os médicos recomendavam uma dieta pobre em gordura e rica em carboidrato e programas de exercícios, uma abordagem popular na década de 1980 e no início dos anos 90, que eu também seguia. Mas havia um problema: não estava funcionando!

Embora nossos pacientes seguissem as diretrizes nutricionais clássicas da comunidade de profissionais da saúde, não perdiam muito peso. Não regulavam o nível de açúcar no sangue. Não diminuíam o colesterol ou a pressão sangüínea.

Em meados da década de 1990, comecei a ter alguns problemas de saúde – não conseguia manter elevado o nível de energia. Sempre fui uma pessoa muito ativa. Na escola secundária, era lutador de All-American. Como médico, adorava treinamento cruzado para triatlos.

Andava de bicicleta, nadava e corria. Também treinava algumas manhãs por semana jiu-jitsu brasileiro. Tomava suplementos e seguia uma dieta de alto carboidrato e baixa gordura. Quando se tratava de treinamento e nutrição, fazia tudo direito. Presumia que deveria ser um super-homem. Em vez disso, estava exausto.

Eu fazia minha refeição de alto carboidrato, massa com molho vermelho de baixa gordura e alguns vegetais, e cerca de meia hora depois sentia necessidade de tirar uma soneca. Sabia que algo estava errado. Cheguei a fazer exames de sangue para ver se estava anêmico.

E, então, tomei conhecimento dos princípios nutricionais popularizados por best-sellers como *O ponto Z – a dieta* (Campus, 1997), de Barry Sears, e *O poder da proteína* (Manole, 2002), de Michael Eades e Mary Eades. Segundo esses livros, é possível aumentar o nível de energia regulando o açúcar no sangue.

O segredo está em fazer refeições ricas em proteína e pobres em carboidrato – não eliminar todo o carboidrato, apenas aumentar a ingestão de proteína e reduzir os tipos prejudiciais de carboidrato.

Decidi experimentar o ponto Z. Por um lado, a fisiologia por trás desse estilo alimentar fazia sentido. Por outro, essa era uma abordagem equilibrada da alimentação, não uma alternativa extrema como pílulas de dieta ou refeições líquidas.

Os resultados foram fantásticos. Em cerca de duas semanas meu nível de energia aumentou muito. Além disso, perdi 2,5kg. Como tudo o que eu desejava era mais energia, a perda de peso foi um bônus!

Infelizmente, porém, eu não podia dizer a meus pacientes para comprarem esses livros, pois eram técnicos demais e a maioria teria dificuldade de entender. Então, fiz mais pesquisas e usei minha experiência pessoal para tornar seu conteúdo estimulante, acessível e fácil de usar no mundo real.

Os ótimos resultados que comecei a ver em meus pacientes não eram nada menos que uma mudança de vida. Os obesos perderam peso. Em muitos casos, seus médicos descontinuaram seus medicamentos para o diabetes e para o colesterol. E a perda de peso foi mantida. Saúde Total não é uma dieta da moda, mas um estilo alimentar que dará certo pelo resto de sua vida.

POR QUE OUTRAS DIETAS NÃO FUNCIONAM

Muito do que foi escrito sobre os princípios nutricionais por trás de uma dieta de mais proteína e menos carboidrato é técnico demais, pouco eficaz ou mal equilibrado.

O dr. Sears realizou um grande trabalho em seu livro *O ponto Z – a dieta*, verificando a base científica de como e por que um estilo alimentar de alto consumo de proteína e baixo consumo de carboidrato é muito mais saudável e eficaz do que a dieta clássica de baixa gordura e alto carboidrato. Infelizmente, as informações no livro eram técnicas demais para muitos leitores entenderem e implementarem em sua vida.

Outro problema é que o dr. Sears é um cientista pesquisador que, de fato, nunca teve uma clínica própria de emagrecimento e bem-estar. Seu programa se baseia no conceito 40-30-30, que representa os percentuais de carboidrato, proteína e gordura que uma pessoa deveria consumir em cada refeição ou lanche.

Observei em meu consultório, nos pacientes que seguiam a dieta da Zona, que, em geral, eles perdiam um pouco de peso e se sentiam melhores, mas freqüentemente não atingiam seu peso-alvo. Podiam emagrecer 10 a 14kg e ainda ter 5 a 10kg para perder. Isso leva à frustração e, muitas vezes, ao abandono do programa. O motivo para esse platô na perda de peso é que eles não restringiam suficientemente a ingestão de carboidrato.

Por outro lado, o programa Atkins, descrito em *A nova dieta revolucionária do dr. Atkins* (Record, 2003), sugere restringir muito mais a ingestão de carboidrato. Isso favorece a perda de peso, mas muitos profissionais da saúde acham que o emagrecimento pode ser rápido *demais*. Queimar gordura depressa demais pode levar a uma condição chamada de *cetose*. As *cetonas*, subproduto da queima de gordura, acumulam-se no corpo e passam pelos rins antes de serem excretadas na urina. Acredita-se que a passagem muito rápida de grande quantidade de cetonas pode fazer mal aos rins.

O programa Atkins também sugere eliminar da dieta, durante a "fase de Indução", as frutas, como fonte de carboidrato. Isso, junto com a permissão para negligenciar o controle das porções e do teor de gordura na ingestão protéica diária, levou a dúvidas sobre o equilíbrio dessa abordagem com relação à perda de peso e à saúde no longo prazo.

Embora o programa Atkins leve à rápida perda de peso, não parece ser suficientemente equilibrado ao longo do tempo. É aí que eu concordo com a maioria dos cardiologistas e nutricionistas: quero que as pessoas façam escolhas protéicas mais saudáveis e não negligenciem o teor de gordura de suas refeições.

Além disso, permito frutas ricas em fibras nas fases de perda de peso, desde que constem das listas "Unidades de macronutrientes" de baixo índice glicêmico (página 110), na Parte III, "Seu estilo alimentar no programa Saúde Total". As frutas são opções de carboidrato saudável que contêm nutrientes essenciais e fibra, e que não inibem a perda de peso desde que consumidas em quantidades adequadas.

Outra diferença entre o programa Saúde Total e o Atkins é o controle das porções. Precisamos limitar a quantidade de proteína que ingerimos em cada refeição conforme as dimensões de nossa constituição física. Isso é chamado de *necessidade diária de proteína*, que também é descrito em linhas gerais na Parte III.

Arthur Agatston, cardiologista da Flórida, fez um trabalho melhor ao escrever sobre a importância do teor de gordura em seu livro *A dieta de South Beach* (GMT, 2003). Como o programa Atkins, porém, sua dieta elimina as frutas na fase inicial.

A dieta de South Beach também sugere porções de "tamanho normal", mas não define qual é o "tamanho normal" para a constituição física de um determinado indivíduo. Portanto, qualquer um que tente seguir o programa fica em dúvida sobre quanto deveria comer em cada refeição. Isso, mais uma vez, pode levar a problemas no controle das porções.

Outro componente muito importante que parece deixado de fora da maioria das dietas, como a Atkins e a South Beach, é um plano definido de exercícios. Muitas dessas dietas fazem referência à importância dos exercícios mas não fornecem a seus leitores ou seguidores um programa passo a passo para incorporá-los à sua vida agitada.

É por isso que dedico uma parte deste livro a mostrar como começar um programa de exercícios, bem como a fornecer um regime de treinamento abrangente e fácil de implementar que pode ser feito em casa, no escritório ou durante viagens.

A abordagem equilibrada do estilo de vida de teor mais alto de proteína e mais baixo de carboidrato, que distingue o programa Saú-

P., JACKIE

História de sucesso do Saúde Total

Meu marido diz que eu salvei a sua vida
JACKIE P.
Gerente de contratos

IDADE: 56
ALTURA: 1,70M
DATA DE INÍCIO DO SAÚDE TOTAL: MAIO DE 1999
PESO ANTES: 80,74KG
PESO DEPOIS: 61,68KG
TOTAL DE PERDA DE PESO: 19,06KG
PORCENTAGEM DE GORDURA CORPORAL ANTES: 44%
PORCENTAGEM DE GORDURA CORPORAL DEPOIS: 29,5%
QUILOS DE GORDURA ANTES: 35,52
QUILOS DE GORDURA DEPOIS: 18,19
TOTAL DE QUILOS DE GORDURA PERDIDOS: 17,33

É difícil acreditar que você possa passar tanto tempo com informações erradas. Tentei emagrecer durante a maior parte da minha vida e nesses anos todos comi os alimentos errados.

Eu não achava que poderia emagrecer e, ao mesmo tempo, me sentir bem. Todas as dietas me deixavam exausta e me sentindo mal. Algumas me ajudavam a emagrecer, mas apenas quando eu comprava suas refeições prontas. Assim que voltava ao mundo real dos alimentos, enfrentava uma luta constante para não recuperar o peso.

Esse programa é diferente. Para começar, tenho muito mais energia e sinto-me ótima! O Saúde Total ensina você a mudar seus hábitos alimentares. Não é uma dieta, mas um estilo alimentar, e você aprende enquanto perde peso, comendo os alimentos certos, nas quantidades adequadas. Tudo o que você come nesse programa pode ser comprado no supermercado.

O Saúde Total é muito fácil de ser seguido. E eu gosto de ter quem possa responder às minhas perguntas e me mostrar como fazer o programa funcionar para mim.

> Segui o programa do dr. Markham durante seis meses e perdi 19kg. Meus colegas de trabalho me disseram que eu pareço muito mais saudável. Minha pele está melhor. Além disso, atualizei meu guarda-roupa para combinar com o meu novo corpo.
>
> Meu marido também está no programa Saúde Total. Ele ia a um médico a cada três semanas para tratar colesterol alto e hipertensão. O médico prescrevera medicamentos e uma dieta de pouca – ou nenhuma – gordura carregada de massas. Ele emagreceu um pouco, mas o colesterol e a pressão sangüínea não melhoraram.
>
> Ele, então, começou a seguir o programa Saúde Total. Após três semanas, quando foi fazer o check-up regular, seu médico ficou surpreso ao constatar que a pressão sangüínea e o nível de colesterol estavam normais. Até agora meu marido perdeu 28kg. Parou de tomar medicamentos anti-hipertensivos e só vai ao médico a cada seis meses, para acompanhamento.
>
> Meu marido está com uma aparência ótima e diz que eu, literalmente, salvei sua vida. Somos casados há 30 anos, mas é como se eu tivesse um novo companheiro.

um modo mais abrangente e simples de assumir o controle de seu emagrecimento, seu bem-estar total e seus objetivos de condicionamento físico.

O programa Saúde Total consegue isso promovendo uma atitude mental positiva, exercícios e um equilíbrio saudável de escolhas protéicas de qualidade e carboidratos na forma de frutas e vegetais ricos em fibras. Também oferece aos seus leitores um programa de acompanhamento eficaz mediante uma assinatura *grátis* de um mês com opções de cardápios on-line personalizados para emagrecimento e bem-estar total em www.totalhealthdoc.com.[*]

O MITO DA DIETA DE BAIXA GORDURA

O fato é que a dieta clássica de baixa gordura e alto carboidrato a que fomos recomendados seguir nos últimos 20 anos *simplesmente não funciona!*

---

[*] Todo conteúdo de Internet indicado neste livro está disponível em inglês. (*N. do E.*)

Os americanos estão 32% mais gordos do que há duas décadas. Cerca de um em cada três adultos e uma em cada oito crianças são considerados clinicamente obesos. A obesidade é definida como a quantidade excessiva de gordura corporal que não é considerada saudável. O nível aceitável de gordura corporal em mulheres saudáveis deveria ser de 25 a 35%, e em homens, de 10 a 23%.

Estima-se que a obesidade contribua para 300 mil mortes por ano nos Estados Unidos e esteja superando o tabagismo como a principal causa de morte evitável. Mais de 100 bilhões de dólares são gastos em despesas relacionadas com a obesidade a cada ano no país, sem incluir os 42,6 bilhões de dólares gastos anualmente na perda do excesso de peso. Mais de 53,6 milhões de dias de trabalho são perdidos todos os anos devido a doenças relacionadas com a obesidade, e as empresas americanas têm prejuízo anual de mais de 4 bilhões de dólares por ano com a perda de produtividade.

Essas estatísticas não são nada boas. O motivo pelo qual a dieta de alto carboidrato e baixa gordura não funciona é simples: *ingerir gordura não torna você gordo!* É isso! Ao contrário do que nutricionistas e a indústria de alimentos proclamam há décadas, o consumo de gordura não é a razão de tantos americanos estarem acima do peso. O verdadeiro culpado é o alto teor de carboidrato de nossa dieta. Cresci no estado de Wisconsin, e não engordávamos os porcos e as vacas com gordura, mas sim com grãos de baixa gordura – os mesmos alimentos que os nutricionistas nos têm recomendado comer nos últimos 20 anos!

Para entender por que a gordura não torna você gordo, e sim grãos de baixa gordura, basta conhecer a conexão hormonal e o modo como o alimento age como uma droga.

O alimento age como uma droga

O tipo de alimento que você consome tem grande efeito sobre seu corpo, nível de energia, atividade mental e qualidade de vida. Como uma droga, provoca fortes reações bioquímicas. O resultado: o tipo de alimento que você consome e quando o consome diz a seu corpo se ele deve queimar ou armazenar gordura.

Como o alimento age como uma droga? Em primeiro lugar, o alimento pode ser viciante. Em segundo, provoca fortes reações bioquímicas em seu corpo. E, finalmente, pode ser usado ou abusado. Todos sabemos como é fácil abusar do alimento.

Em certas pessoas, há grandes forças psicológicas agindo por trás do comportamento alimentar. Alguns desses fatores podem estar relacionados com problemas emocionais do passado ou do presente capazes de criar padrões alimentares doentios, ou o que muitas pessoas chamam de "fome emocional".

O primeiro passo para assumir o controle das *emoções* que provocam *sentimentos* e levam a padrões alimentares potencialmente destrutivos é proteger os *pensamentos* relacionados com os *eventos* em nossa vida diária. Essa é a base da *terapia comportamental cognitiva*, desenvolvida por Aaron Beck e usada no campo da psicologia para quebrar padrões destrutivos.

Exemplo

Digamos que o *evento* seja: você está se preparando para ir trabalhar e descobre que seu marido, acidentalmente, levou o único molho de chaves da casa e já está em um avião para Saint Louis, em uma viagem de negócios.

Seu *pensamento* imediato é: "Ah, meu Deus, isso é horrível! Vou chegar atrasada no trabalho e meu chefe vai me despedir."

Os *sentimentos* relacionados com as emoções de seus pensamentos podem ser depressão e ansiedade diante da possibilidade de perder o emprego.

A *ação* ou o *comportamento* associado com seus sentimentos é a "fome emocional", comer um pacote inteiro de biscoitos.

Um dos segredos para assumir o controle de suas *ações* ou seu *comportamento* é mudar seus *pensamentos*, que podem mudar seus *sentimentos*. Portanto, em vez do *pensamento*: "Aquele idiota do meu marido foi embora com as chaves e agora vou perder meu emprego", que leva a sentimentos de raiva, depressão e ansiedade, você pode ter o *pensamento*: "Bem, posso chamar o chaveiro para fazer outra chave e pôr em dia algum trabalho até ele chegar." Assim você muda seu *pensamento* e evita os *sentimentos* negativos que poderiam resultar em uma *ação* ou *comportamento* negativo. Dependendo da gravidade dos *eventos* passados ou atuais, alguns desses problemas podem precisar ser resolvidos com ajuda profissional e aconselhamento adequado. A boa notícia é que o impulso de comer certos tipos de alimentos não está só na sua cabeça. Quando você tem aquele desejo de comer os M&M's da gaveta superior direita da escrivaninha, também há uma importante bioquímica em ação.

A conexão hormonal

Hormônios são substâncias químicas secretadas por glândulas especiais e liberadas na corrente sangüínea. O sangue os transporta para partes diferentes do corpo, onde agem no funcionamento dos órgãos e tecidos. Como os hormônios controlam e influenciam tantos processos vitais como o crescimento, o impulso sexual, o envelhecimento e o metabolismo, para mencionar apenas alguns, a pesquisa hormonal é um dos campos mais excitantes da investigação médica.

Uma das descobertas dos estudos científicos é a forte conexão entre os alimentos e os hormônios. Especificamente, o tipo de alimento que você consome – e a quantidade que consome – provoca a liberação de dois poderosos hormônios: a insulina e o glucagon.

Você pode perguntar o que é tão importante na insulina e no glucagon. A resposta é simples: a insulina diz a seu corpo para *armazenar* gordura e o glucagon diz para *queimá-la*. Portanto, queremos produzir mais glucagon, que queima gordura, e menos insulina, que a armazena.

Os perigos do excesso de insulina

Quando você consome alimentos que produzem muita insulina, como pão e massas, não só está dizendo a seu corpo para armazenar gordura, como esse excesso de insulina aumenta a produção de triglicerídeos, ou gordura no sangue. E o que a gordura no sangue faz com suas artérias? Ela as obstrui, tornando você um forte candidato a acidente vascular cerebral ou ataque cardíaco.

O excesso de insulina também estimula o fígado a produzir colesterol. É por isso que seus níveis de colesterol podem permanecer altos mesmo que você tenha cortado toda a gordura de sua dieta. A quantidade de gordura que você come não influi muito nos níveis de colesterol sangüíneo. O verdadeiro culpado é o excesso de insulina, que também contribui para a hipertensão.

Deixei o pior para o fim. Quando seu corpo produz regularmente insulina em excesso, é provável que você desenvolva resistência à insulina. Esse é um círculo vicioso em que o corpo se torna menos sensível à insulina e compensa secretando uma quantidade cada vez maior dela.

O resultado é que você armazena mais gordura e engorda cada vez mais. Depois de algum tempo o pâncreas, que produz insulina, não consegue atender à demanda. Isso precede o surgimento de uma doença fatal chamada diabetes do adulto.

O diabetes do adulto, também conhecido como diabetes do tipo 2, afeta mais de 8 milhões de americanos. É uma doença devastadora caracterizada por perda de energia e ganho de peso. As pessoas afligidas por ela sofrem de cegueira, ataque cardíaco, falência renal e problemas circulatórios que podem levar à amputação de dedos das mãos e dos pés. O diabetes também é uma causa bem conhecida de impotência masculina.

Assustado? Deveria estar. Estima-se que haja 8 milhões de americanos que sofrem de algum tipo de diabetes sem saber disso!

A boa notícia

Agora respire fundo. Há um modo comprovado de fazer seu corpo reduzir a quantidade de insulina, que armazena gordura, e promover a liberação de glucagon, que a queima. E você não precisa de medicamentos caros ou refeições prontas. O segredo é consumir a combinação adequada de alimentos no dia-a-dia, na quantidade e horas certas.

COMO COMBINAR OS ALIMENTOS CORRETAMENTE

Se seu objetivo é diminuir sua gordura corporal, aumentar sua energia ou adoecer com menos freqüência, a chave para o sucesso começa com a combinação correta de alimentos. Seu corpo enfrenta a difícil tarefa de administrar muitas funções complicadas para promover a vida e a harmonia. Para isso, precisa de combustível.

O corpo obtém combustível em uma série de reações químicas muito complexas que começam com a digestão. Compostos menores formados pela quebra dos alimentos são depois metabolizados em compostos simples — água, dióxido de carbono e oxigênio —, facilmente eliminados pelo corpo. Esse processo de metabolismo cria combustível.

Uma analogia simples para o metabolismo em seu corpo seria o fogo em uma lareira. A lenha representaria o *alimento,* o calor do fogo, a *energia* produzida, e as cinzas representariam o *subproduto* descartável.

Todo alimento é composto de macronutrientes (proteína, carboidrato e gordura), micronutrientes (vitaminas e minerais) e água. Fora a água, os principais componentes são os macronutrientes, os únicos que fornecem a energia alimentar — medida em calorias — que mantém a vida.

Carboidrato são as várias formas de açúcares simples unidos em polímeros (cadeias). É encontrado em pães, massas, arroz, batata, frutas, sucos, vegetais e doces. Quando você consome alimentos ricos em carboidrato, seu corpo os converte em glicose, também conhecida como açúcar sangüíneo. O corpo humano requer muito pouco carboidrato além da quantidade necessária para calorias adicionais fornecerem energia e nutrirem os tecidos: células vermelhas do sangue, partes do olho, rins e cérebro.

A *proteína* vem na forma de carne bovina, de porco e de ave; peixes e frutos do mar; proteína de soja, nozes, ovo e laticínios, como o queijo. A proteína é feita de aminoácidos, a base que o corpo usa para formar massa corporal magra (músculos), cabelos, pele, unhas e olhos. Nove desses aminoácidos, conhecidos como *aminoácidos essenciais,* não são sintetizados pelo corpo e devem ser fornecidos por uma proteína de alta qualidade.

A *gordura* é encontrada em grande quantidade no ovo e nos laticínios como manteiga e queijo. Também é encontrada na parte externa da carne vermelha, em nozes e óleos. O importante é saber que *a gordura não torna você gordo*! Na verdade, você precisa do *tipo certo* de gordura em sua dieta, na *quantidade certa*, para queimar gordura corporal e produzir os hormônios essenciais para a boa saúde.

A resposta hormonal ao alimento

A razão pela qual o consumo excessivo de carboidrato leva à obesidade tem relação direta com a resposta hormonal do corpo ao alimento.

Quando você consome alimentos de alto carboidrato como massas, rabanadas ou meia caixa de rosquinhas, esse carboidrato é rapidamente convertido em glicose, ou açúcar sangüíneo. Como resultado, o açúcar em seu sangue aumenta. A princípio, isso torna seu cérebro muito feliz, pois ele anseia por glicose e consome cerca de dois terços dela para obter energia.

O rápido aumento do açúcar no sangue também diz ao pâncreas para secretar insulina — lembre-se de que o trabalho da insulina é reduzir a quantidade de açúcar na corrente sangüínea. Ela faz isso armazenando o excesso de glicose. Primeiro, uma pequena quantidade é armazenada no fígado e nos músculos. O restante é armazenado como gordura corporal.

Mas isso não é tudo. Como eu disse, o cérebro anseia por glicose. Quando a insulina faz seu trabalho de reduzir o excesso de glicose, não sobra glicose suficiente para o cérebro converter em energia. É por esse motivo que você fica sonolento depois de uma refeição farta e carregada de carboidrato.

Então, o cérebro envia uma mensagem: consuma mais carboidrato! É quando você procura M&M's no meio da manhã ou da tarde. É assim que você acaba embarcando na montanha-russa do açúcar no sangue, que eleva e diminui drasticamente sua energia, e todo esse excesso de carboidrato se torna excesso de peso. Esse é um círculo vicioso que leva à obesidade, resistência à insulina, hipoglicemia e problemas piores.

*O segredo para interromper esse círculo
e assumir o controle de sua saúde
é simples: aumentar a ingestão de proteína
e diminuir a de carboidrato.*

A ingestão da quantidade certa de proteína estimula a liberação de glucagon, hormônio que ajuda a estabilizar os níveis de energia mobilizando a liberação dos açúcares armazenados no fígado para satisfazer a necessidade que o cérebro tem de glicose (dessa forma, diminuindo e, finalmente, eliminando o desejo por carboidrato). Outro bônus: o glucagon também ajuda o corpo a queimar a gordura corporal armazenada!

Em vez de comer rabanadas no café-da-manhã, escolha omelete e frutas frescas. No lugar de comer massas no almoço, coma frango, carne bovina, peixe ou sua entrada protéica favorita com vegetais. Assim, não vai mais procurar M&M's no meio da manhã ou da tarde para satisfazer a ânsia de seu cérebro pelo açúcar que aumenta seus níveis de energia. Você queimará a gordura e o açúcar armazenados em seu fígado para obter energia, em vez de entrar na montanha-russa do açúcar no sangue.

É assim que o alimento age como uma droga! Não existe fabricante de drogas no mundo com tantos recursos financeiros e tão bons cientistas capaz de criar algo que regule melhor o nível de açúcar no sangue – queimando gordura corporal armazenada e aumentando o nível de energia – do que o tipo de alimento que você consome, quanto e quando o consome!

Não me entenda mal; não estou dizendo que todo tipo de carboidrato faz mal a você. O carboidrato é parte essencial da nutrição saudável, desde que você consuma a quantidade certa, do tipo certo.

O que torna uma forma de carboidrato melhor do que a outra? A resposta é o seu *índice glicêmico* – a velocidade com que um carboidrato é convertido em glicose, ou açúcar, na corrente sangüínea. O carboidrato de *baixo índice glicêmico* é convertido em açúcar em uma velocidade menor, resultando em uma resposta insulínica reduzida.

O carboidrato "bom" é o de *baixo índice glicêmico*. O "mau" é o de *alto índice glicêmico*. Se você quer viver com Saúde Total, é essencial, sempre que possível, escolher o bom carboidrato.

Um dos principais fatores determinantes do índice glicêmico em frutas e vegetais é seu teor de fibras naturais. Quanto mais fibras naturais uma fruta ou um vegetal contém, menor seu índice glicêmico. Isso ocorre porque a fibra age como um "freio", o que significa que o corpo demora mais para converter a fonte de carboidrato em açúcar, devido a seu teor de fibras naturais.

Outras fontes de carboidrato como pão, massas, arroz branco, batata ou farinha contêm muito amido. Isso faz esses alimentos serem convertidos em açúcar muito rapidamente, o que causa o aumento acelerado do nível de açúcar no sangue e eleva seu índice glicêmico.

Portanto, sempre que possível, escolha frutas e vegetais de baixo índice glicêmico e ricos em fibras, como maçã, laranja, abacaxi, brócolis e couve-flor. Você também pode limitar seu consumo de alimentos de alto índice glicêmico, como pão, massas, arroz branco e batata. Esses alimentos não são totalmente proibidos, mas, quanto menos você os comer, melhor se sentirá. Ao ingerir pão, massas e arroz, sempre que puder escolha os integrais, que têm baixo índice glicêmico e quantidade naturalmente maior de fibras, vitaminas e minerais.

NOTA: Veja a lista completa de unidades de macronutrientes de baixo índice glicêmico (página 110), na parte "Seu estilo alimentar no programa Saúde Total".

POR QUE A GORDURA É A CHAVE PARA A BOA SAÚDE

Ao contrário do que diz a "sabedoria" nutricional, que a maioria de nós obtém da mídia e da indústria de alimentos, nem toda gordura faz mal. De fato, seu corpo precisa de uma certa quantidade de gordura para nutrir células, fornecer ácidos graxos essenciais e liberar um hormônio que assinala para seu cérebro que você já está saciado. A gordura também desacelera a conversão de carboidrato em glicose, abastecendo o cérebro com um fluxo constante de glicose, e não o aumento súbito que provoca resposta insulínica excessiva.

Então, por que seu médico não lhe disse que a gordura é boa? Que não o torna gordo e não é responsável por aumentar tanto seu colesterol?

Infelizmente, seu médico, como o público geral, foi mal informado por estudos (muitas vezes financiados pela indústria de alimentos). Além disso, as faculdades de medicina passam muito pouco tempo instruindo seus alunos sobre nutrição e prevenção de doenças. Os médicos não têm culpa de estarem mal informados sobre nutrição adequada. Dedicam a maior parte do tempo na faculdade de medicina aprendendo a diagnosticar muitas doenças diferentes e os tipos de medicação ou tratamento para combatê-las. Por isso, dependem das informações que obtêm em jornais e outras publicações.

Nenhum médico discordaria da afirmação de que dieta adequada e exercícios são bons para você. Lamentavelmente, muitas das informações que os médicos obtêm sobre dieta adequada se baseiam em estudos financiados pela indústria de alimentos, que ganha milhões e talvez bilhões de dólares do povo americano com a mania da dieta de pouca ou nenhuma gordura.

Quantas pessoas você conhece com colesterol alto cujos médicos recomendaram não comer alimentos gordurosos? Quantas realmente reduziram seus níveis de colesterol? Provavelmente, poucas.

Em geral, os médicos ficam tão ocupados diagnosticando e tratando seus pacientes que não têm tempo para se informar sobre nutrição adequada. É por isso que os encaminham para nutricionistas. Na verdade, 30 a 40% de meus pacientes me são encaminhados por médicos.

Infelizmente, quase todos os nutricionistas ainda acreditam nas mesmas informações erradas sobre dieta rica em carboidrato e pobre em gordura, muitas das quais foram divulgadas pelo atual Guia da Pirâmide Alimentar do Departamento de Agricultura dos Estados Unidos (USDA).

Por esse motivo, seus resultados com a maioria dos pacientes são, na melhor das hipóteses, insatisfatórios, e os pacientes acabam frustrados e perdendo todas as esperanças de assumir o controle de sua saúde por meio da dieta e de exercícios.

A reavaliação do Guia da Pirâmide Alimentar

O Guia da Pirâmide Alimentar do USDA é ensinado em escolas nos Estados Unidos e visto em folhetos e rótulos de alimentos desde

1992. Foi originalmente desenvolvido para fornecer aos americanos diretrizes que os ajudassem a fazer escolhas alimentares melhores. Infelizmente, apesar de essa pirâmide ser uma grande representação gráfica, suas informações não refletem um modo de comer saudável e equilibrado. Isso ocorre porque, como já foi mencionado, basearam-se em evidências científicas falhas e tendenciosas. A forma da pirâmide é um ótimo modo de ilustrar quais alimentos deveriam ser consumidos em quantidades maiores e quais deveriam ser consumidos com mais moderação, mas vamos examinar mais atentamente suas recomendações atuais para verificar seus enganos.

- GRUPO DE PÃES, CEREAIS, ARROZ & MASSAS (6-11 PORÇÕES): Fontes de carboidrato de alto índice glicêmico, como pão, cereais, arroz e massas, nunca deveriam ser consideradas parte fundamental de nossa dieta. A recomendação do USDA de seis a 11 porções diárias beira o perigo, e o motivo original para colocá-las na base da pirâmide foi saciar as pessoas. Isso para evitar que ingerissem muita gordura. Infelizmente, quando a pirâmide alimentar

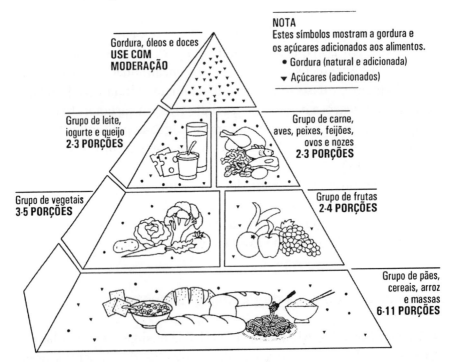

foi criada, em 1992, a mensagem era que a gordura causava excesso de peso e doenças. Essa recomendação levou-nos à atual epidemia de obesidade quase sozinha. Lembre-se: esses tipos de carboidrato são convertidos em açúcar e armazenados como gordura – do mesmo modo como os porcos e as vacas são engordados! O carboidrato de alto índice glicêmico, na forma de pão, cereais, arroz e massas, deveria ser consumido com moderação e substituído por carboidrato na forma de frutas e vegetais ricos em fibras.

- Grupo de vegetais (3-5 porções) e frutas (2-4 porções): Uma dieta rica em carboidrato de baixo índice glicêmico na forma de frutas e vegetais ricos em fibras é saudável. As duas a quatro porções diárias do USDA de frutas e três a cinco de vegetais deveriam permanecer as mesmas.
- Grupo de carnes, aves, peixes, feijões, ovos e nozes (2-3 porções): Excluindo os feijões, esse é considerado o grupo protéico. Além disso, *nem todo tipo de proteína tem a mesma origem*. Fontes de proteína mais magra ou de baixo teor de gordura são melhores do que fontes de alto teor de gordura, mas o Guia da Pirâmide Alimentar do USDA não diferencia entre o frango, naturalmente mais magro, e a salsicha, que contém mais gordura. As recomendações protéicas diárias deveriam ser aumentadas para cinco porções (em três refeições e dois lanches), se você optar por proteína de laticínios. O grupo de leite, iogurte e queijo também deveria ser incorporado ao grupo protéico para evitar confusão.
- Grupo de leite, iogurte e queijo (2-3 porções): O cálcio que os laticínios fornecem é um componente essencial dos ossos saudáveis. A sugestão do USDA de duas a três porções diárias parece adequada, mas esse grupo precisa ser incorporado à categoria protéica.
- Gordura, óleos e doces (consuma com moderação): As recomendações do USDA de limitar a gordura saturada eram boas, mas precisam ser atualizadas com o intuito de promover o consumo de gordura boa na forma de ácidos graxos essenciais, e evitar óleos hidrogenados que contêm gorduras trans, como a margarina, assunto que discutiremos mais à frente. A gordura boa, ou os ácidos graxos essenciais presentes em nozes e óleos

(azeite de oliva, óleo de amendoim etc.), deveria ser aumentada para três a cinco porções diárias, com os doces permanecendo no topo da pirâmide e sendo consumidos com moderação.

A propósito, não se deve culpar o USDA. Sua intenção de promover a boa saúde por intermédio do Guia da Pirâmide Alimentar foi positiva. Só se baseou em informações incorretas, como o restante de nós. Agora que a verdade foi revelada, está sendo discutida a possibilidade de se *virar a pirâmide alimentar de cabeça para baixo.*

Em 10 de setembro de 2003, o USDA divulgou um release solicitando comentários públicos sobre os dados de suporte técnico para o Guia da Pirâmide Alimentar. Também solicitou comentários sobre as revisões propostas para os padrões de ingestão diária de alimentos que servem como base técnica do Guia da Pirâmide Alimentar.

O USDA está reavaliando o Guia da Pirâmide Alimentar para garantir que continuará a se basear na ciência mais atual, sólida e abrangente, ajudando a população a escolher melhor os seus alimentos. A atualização da pirâmide está sendo coordenada pelo 2005 Dietary Guidelines Advisory Committee, que revê as diretrizes nutricionais para os americanos e recomenda as revisões para o USDA e o Departamento de Saúde e Serviços Humanos dos Estados Unidos.

O processo de reavaliação e atualização do Guia da Pirâmide Alimentar tem três fases:

1. Reunir informações por meio de pesquisa técnica, colaboração profissional e pública e pesquisa de consumidores.
2. Atualizar os padrões diários de ingestão de alimentos para adequá-los aos padrões nutricionais atuais.
3. Desenvolver novos materiais gráficos e educativos que transmitam as mensagens da pirâmide de modo que os consumidores possam entendê-las e colocá-las em prática com mais facilidade.

Muitos cientistas nutricionistas que no passado criticaram o conteúdo do Guia da Pirâmide Alimentar do USDA estão agora propondo várias alternativas, entre elas a Pirâmide da Alimentação Saudável de Harvard, a Pirâmide Alimentar da Califórnia, a Pirâmide da Dieta do Mediterrâneo e a Pirâmide do Peso Saudável da Mayo Clinic.

Para saber mais sobre as últimas atualizações do Guia da Pirâmide Alimentar visite o site do USDA em www.cnpp.usda.gov.

Eicosanóides: A chave para o completo bem-estar

Ingerir o *tipo certo* de gordura é a chave para melhorar o sistema imunológico e permanecer saudável. Algumas gorduras fornecem ácido linoléico, a matéria-prima de que seu corpo precisa para produzir micro-hormônios surpreendentes chamados *eicosanóides*. A área de pesquisa dos eicosanóides é relativamente nova, excitante e sempre em expansão. Pense nos eicosanóides como hormônios especialistas em regular muitas de suas funções biológicas, inclusive a produção de outros hormônios, como a insulina e o glucagon.

O corpo produz duas famílias diferentes de eicosanóides: "bons" (conhecidos como série 1) e "maus" (série 2).

Os pesquisadores continuam a explorar a ligação entre os tipos de eicosanóides que o corpo produz e o bem-estar geral. Crescem as evidências de que a saúde fraca e as doenças podem se dever ao fato de o corpo produzir mais eicosanóides maus do que bons. Em outras palavras, a chave para a boa saúde é promover a produção de mais eicosanóides bons do que maus.

Eicosanóides "bons" (série 1)	Eicosanóides "maus" (série 2)
Aumentam a imunidade	Restringem a imunidade
Diminuem a inflamação	Aumentam a inflamação
Diminuem a dor	Aumentam a dor
Diminuem o fluxo de oxigênio	Aumentam o fluxo de oxigênio
Aumentam a resistência	Diminuem a resistência
Impedem a coagulação do sangue	Promovem a coagulação do sangue
Dilatam as vias aéreas	Constringem as vias aéreas
Aumentam a velocidade do crescimento das células	Diminuem a velocidade do crescimento das células

NOTA: Novamente, "mau" é um termo relativo. Por exemplo, embora os eicosanóides maus possam constringir os vasos sangüíneos e as vias aéreas, também promovem a coagulação do sangue, que impede você de sangrar até a morte devido a um ferimento mínimo.

TRÊS MANEIRAS DE MELHORAR SEU EQUILÍBRIO DE EICOSANÓIDES

1. FAÇA REFEIÇÕES RICAS EM PROTEÍNA E POBRES EM CARBOIDRATO: Como você sabe, o programa Saúde Total estimula a liberação de glucagon, que queima gordura e inibe a liberação de insulina, que a armazena. Esses mesmos hormônios poderosos também afetam a produção de eicosanóides bons e maus. A insulina ativa a delta-5 desaturase, uma enzima que promove a produção de eicosanóides maus. O glucagon, que funciona em oposição à insulina, inibe essa enzima. O excesso de carboidrato também inibe outra enzima importante chamada delta-6 desaturase, que permite ao ácido linoléico – matéria-prima de que seu corpo precisa para produzir todos os eicosanóides – entrar no caminho dessa produção. Quando essa enzima é bloqueada pelo excesso de carboidrato, seu corpo não processa todo o ácido linoléico e precisa produzir eicosanóides.

Ingerir mais proteína e menos carboidrato é o passo mais importante que você pode dar para restabelecer seu equilíbrio de eicosanóides.

2. CONSUMA ALIMENTOS QUE FORNEÇAM MUITO ÁCIDO LINOLÉICO: O ácido graxo essencial que seu corpo usa como base para todos os eicosanóides. Aumentar a quantidade de ácido linoléico dará a seu corpo a matéria-prima para produzir eicosanóides. As melhores fontes de ácido linoléico são o azeite de oliva e os óleos de amêndoa, avelã, açafrão, gergelim cru, girassol e nozes.

3. FIQUE LONGE DOS ÁCIDOS GRAXOS TRANS: Eles são encontrados nos óleos manipulados pelos fabricantes de alimentos. Esses ácidos inibem a enzima delta-6 desaturase e a produção de eicosanóides bons. Também têm sido relacionados com a doença cardíaca.

Uma das fontes mais comuns de ácidos graxos trans é o óleo vegetal parcialmente hidrogenado, o ingrediente-chave da margarina, da manteiga de amendoim processada e de milhares de outros produtos. Portanto, procure manteiga de amendoim natural (o tipo com óleo no topo) e volte a usar manteiga.

Não confunda a recomendação para usar manteiga com uma licença para exagerar. Devemos consumir os alimentos muito gordurosos com moderação.

Outros modos de produzir eicosanóides bons

Para a maioria das pessoas, consumir alimentos ricos em proteína e pobres em carboidrato, assim como gordura rica em ácido linoléico, e evitar alimentos cheios de ácidos graxos trans é suficiente para impulsionar a produção de eicosanóides bons. Mas para você trabalhar ainda mais a seu favor há três outros modos de melhorar seu equilíbrio de eicosanóides:

1. EVITE ALIMENTOS COM ALTO NÍVEL DE ÁCIDO ALFA-LINOLÉICO (ALA, de *alpha-linoleic acid*): O ALA é outro ácido graxo que restringe a produção de eicosanóides bons inibindo a enzima delta-6 desaturase. É encontrado, principalmente, nos óleos de linhaça, soja e canola. Em vez deles, use óleo de oliva, que não contém ALA. Se o sabor característico do óleo de oliva for um problema, outra boa opção é o óleo de gergelim cru.

2. FIQUE ATENTO À INGESTÃO DE ÁCIDO ARAQUIDÔNICO (AA, de *arachidonic acid*): Esse ácido graxo é encontrado na gordura da carne vermelha, das vísceras e da gema de ovo. Seu corpo converte AA diretamente em eicosanóides maus. Se ingerir carne vermelha, descarte a gordura para evitar seu alto conteúdo de AA. Em vez de gema de ovo, coma clara ou substitutos do ovo.

Ficar atento à ingestão de ácido araquidônico só é importante se você for excessivamente sensível a grandes quantidades da substância. Os sinais de sensibilidade ao AA incluem cabelos e unhas frágeis, pele seca e descamante e erupções de pouca gravidade. Se você está reduzindo o excesso de insulina e produzindo mais glucagon, e não experimenta esses sintomas, provavelmente não tem problemas com o AA.

3. CONSUMA ALIMENTOS RICOS EM ÁCIDO EICOSAPENTANÓICO (EPA, de *eicosapentanoic acid*): O EPA é um ácido graxo essencial encontrado no óleo de peixe, que desacelera a produção de eicosanóides maus. Boas fontes de EPA incluem salmão, atum, arenque e cápsulas de óleo de peixe.

SAÚDE DO CORAÇÃO

Entenda seu exame de sangue/índice de risco de doença cardíaca coronariana

Já discutimos o fato de que a gordura não é a maior culpada pela obstrução de suas artérias, que leva à doença cardíaca. Embora não desejemos negligenciar o conteúdo de gordura de nossas escolhas alimentares, a principal causa de excesso de gordura no sangue é o excesso na ingestão de carboidrato de alto índice glicêmico, como pães, massas, arroz e batatas.

Esses tipos de carboidrato causam um rápido aumento do açúcar no sangue, criando uma resposta insulínica maior, que muitas vezes leva à hiperinsulemia (excesso de insulina). Muita insulina no sangue faz as células do fígado produzirem colesterol em excesso.

Muitos estudos sobre a gordura foram financiados pela indústria de alimentos. Infelizmente, isso pode levar a interesses especiais por parte das empresas que financiam esses estudos, possivelmente criando uma tendência para os resultados que esperam alcançar.

Ao longo dos anos, a maioria dos estudos usou dois grupos de pessoas – um com uma dieta de alto teor de gordura e outro com uma de baixo teor de gordura. O grupo de alto teor de gordura teve níveis de colesterol mais altos, mas os dois grupos tiveram, praticamente, o mesmo risco de doença cardíaca.

A pergunta que você, provavelmente, está se fazendo é: "Por quê?" A resposta está em considerar o quadro geral e o que se deve procurar em um exame de sangue. Fomos ensinados a nos concentrar, principalmente, em nosso nível de colesterol total, mas na verdade o fator mais importante é o índice de risco *de doença cardíaca coronariana* (DCC).

Para demonstrar melhor o que estamos falando, vamos examinar algumas definições e alguns termos associados ao açúcar sangüíneo.

- COLESTEROL é uma substância semelhante à gordura produzida no fígado e encontrada no sangue, no cérebro, no fígado e na bílis. Essencial para a produção dos hormônios sexuais, também pode ser encontrado nos alimentos de origem animal. O nível de colesterol total normal deve ser abaixo de 200mg/dL.

- COLESTEROL LDL é colesterol de lipoproteína de baixa densidade. Fornece colesterol para as funções corporais necessárias, mas em quantidades excessivas tende a se acumular na parede das artérias. Por isso, é chamado de "mau" colesterol. O nível normal de colesterol LDL é abaixo de 160mg/dL.
- COLESTEROL HDL é colesterol de lipoproteína de baixa densidade. É um tipo de colesterol que se acredita ajudar a prevenir a aterosclerose (obstrução das artérias). Por isso é chamado de "bom" colesterol. O nível normal de colesterol HDL é abaixo de 150mg/dL.
- TRIGLICERÍDEOS são combinações de glicerol com três dos cinco diferentes ácidos graxos. Uma grande porção de substâncias gordurosas (lipídios) no sangue são triglicerídeos. O índice normal de triglicerídeos é menor que 150mg/dL.
- ÍNDICE DE RISCO DE DOENÇA CARDÍACA CORONARIANA (DCC) é o verdadeiro fator determinante de sua predisposição à doença cardíaca coronariana e a um futuro ataque cardíaco. Muitas vezes, seu colesterol pode ser alto, mas se sua relação LDL (mau colesterol)/HDL (bom colesterol) é baixa, você está bem. Quando seu colesterol HDL (bom) é mais alto, compensa os efeitos nocivos do colesterol LDL (mau) ligeiramente elevado. Uma relação de risco abaixo da média é entre 2,7 e 4,0 em homens e entre 2,5 e 3,7 em mulheres.

Lembre-se de que não é a gordura que você ingere que aumenta seu colesterol, sua pressão sangüínea ou seu nível de açúcar no sangue; mas sim o excesso de insulina produzida por todo aquele carboidrato que você andou ingerindo.

Agora que você sabe o que procurar em um exame de sangue, vamos dar uma olhada em dois exames "antes e depois" de um de meus pacientes.

Estudo de caso

Richard era um cientista pesquisador de 44 anos que me foi encaminhado por uma enfermeira da área de saúde ocupacional de uma empresa de biotecnologia. Ele a havia procurado queixando-se de fadiga, respiração curta e uma sensação geral de mal-estar. A enfermeira havia monitorado seu progresso por intermédio de exames de sangue pedidos pelo médico local e estava preocupada com o fato de que, apesar de Richard ter cortado a gordura de sua dieta e começado a fazer mais exercícios, sua perda de peso e seus exames de sangue ainda não eram satisfatórios.

Ele tinha dois filhos e uma esposa amorosa, o alto nível de estresse relacionado com o trabalho e o excesso de gordura no sangue estavam se tornando motivo de preocupação crescente para sua esposa. Ela não queria ficar viúva, criar duas crianças sem pai.

Como muitos de nós, Richard também se viu preso a um padrão nocivo de pular refeições e não se exercitar regularmente devido a uma longa jornada de trabalho. Quando voltava para casa, estava exausto e faminto. Então, comia demais, e depois do jantar adormecia em sua poltrona favorita vendo tevê. No dia seguinte, se levantava, ia trabalhar e repetia o ciclo nocivo — dia após dia, semana após semana, ano após ano.

A seguir está uma análise dos resultados do exame de sangue que ele trouxe para que eu visse. O exame mostrava um nível de triglicerídeos de 361mg/dL, quase o dobro do normal, que é entre 50 e 190mg/dL. Seu colesterol estava alto, em 268mg/dL. O normal é entre 130 e 200mg/dL.

Exame de sangue 1: antes do Saúde Total

O médico de Richard, é claro, estava bastante apreensivo. Solicitou um exame de sangue alguns meses depois e descobriu que o nível de colesterol havia subido para 289mg/dL e o de triglicerídeos para 561mg/dL. O nível de HDL era de 32mg/dL, e a relação LDL/HDL era de 9,0. Isso se traduz em alto risco de doença cardíaca coronariana. Em outras palavras, Richard estava a ponto de ter um ataque cardíaco. E ele só tinha 44 anos!

Exame de sangue 2: depois do Saúde Total

Após sete semanas no programa Saúde Total, a energia de Richard aumentou e ele perdeu 14kg. Seu nível de colesterol abaixou de 289mg/dL para 174mg/dL, enquadrando-se na variação normal. Os triglicerídeos passaram de 561mg/dL para 107mg/dL, também dentro da normalidade. Seu índice de risco de CHD caíra de 9,0 para 3,7, abaixo da média.

Isso sem medicação! Esse caso não é extraordinário, vi muitos exames de sangue antes e depois do programa Saúde Total que mostraram resultados semelhantes ou até mesmo melhores.

Richard, seu médico e a enfermeira estavam muito felizes e, mais importante, sua adorável esposa e filhos estavam mais felizes do que todos.

Resultados como esse em minha clínica particular são excelentes e muito gratificantes, mas para continuar a conquistar apoio em favor de uma abordagem mais equilibrada do estilo de vida de baixo consumo de carboidrato são necessários estudos menos tendenciosos, promovidos pelo governo, não financiados pela indústria de alimentos e conduzidos por instituições dignas de crédito.

Um press release da American Heart Association, de 17 de maio de 2004, intitulado *Annals of Internal Medicine: Low-Fat* vs. *Low-Carbohidrate Dietary Patterns for Weight Loss*, parece ser a avaliação mais equilibrada e sensata feita até hoje. Diz o seguinte:

Dois estudos randômicos de dietas de baixa gordura *versus* dietas de baixo carboidrato, publicados na edição de 18 de maio do *Annals of Internal Medicine*, encontraram maior perda de peso entre as pessoas que seguiram uma dieta de baixo carboidrato por seis meses. Um dos estudos terminou em seis meses; o outro continuou por 12 meses e não encontrou diferença na quantidade de peso perdido. Ambos mostraram uma diminuição maior nos triglicerídeos e uma diferença modesta no colesterol de lipoproteína de alta densidade (HDL, o "bom colesterol") nas pessoas que seguiram uma dieta de baixo carboidrato. Níveis elevados de triglicerídeos, um tipo de gordura do sangue, podem estar ligados a um risco maior de doença cardíaca coronariana. Além disso, os dois estudos foram pequenos e apresentaram alto índice de desistência dos participantes, demonstrando a dificuldade em fazer experiências com dietas e cumprir um programa de perda de peso baseado apenas na alimentação.

O artigo cita Robert H. Eckel, presidente do AHA Council on Nutrition, Physical Activity, and Metabolism [Conselho de Nutrição, Atividade Física e Metabolismo da American Heart Association] e professor de medicina do Health Sciences Center [Centro de Ciências da Saúde] da Universidade do Colorado:

As pessoas que tentam perder peso devem seguir um padrão alimentar sustentado por muitas evidências científicas. Uma dieta de poucas calorias rica em frutas, vegetais e grãos integrais, que restringe a gordura saturada e o colesterol, pode ajudar a emagrecer e diminuir o risco de doença cardiovascular. É importante realizar diariamente uma atividade aeróbica, como caminhada rápida, durante no mínimo 30 minutos e preferivelmente 60. É a distância percorrida que realmente importa.

Escolher fontes de proteína de baixa gordura e não negligenciar o controle das porções ou a ingestão calórica, como é descrito em linhas gerais no programa Saúde Total, provavelmente será considerada pela maioria dos profissionais de saúde uma abordagem mais equilibrada para a saúde a longo prazo do que um estilo de vida de baixo consumo de carboidrato.

Para mais informações sobre doença cardíaca e acidente vascular cerebral, visite o site da American Heart Association: www.americanheart.org

B., GREG

História de sucesso do Saúde Total

Eu estava a ponto de ter um ataque cardíaco
GREG B.
Agente de seguros

IDADE: 53 ANOS
ALTURA: 1,83M
DATA DE INÍCIO DO SAÚDE TOTAL: OUTUBRO DE 1999
PESO ANTES: 127,91KG
PESO DEPOIS: 82,55KG
TOTAL DE PERDA DE PESO: 45,36KG
PORCENTAGEM DE GORDURA CORPORAL ANTES: 35%
PORCENTAGEM DE GORDURA CORPORAL DEPOIS: 17,4%
GORDURA ANTES: 44,76KG
GORDURA DEPOIS: 14,36KG
TOTAL DE GORDURA PERDIDA: 30,40KG
COLESTEROL LDL (MAU) ANTES: 154MG/DL
COLESTEROL LDL (MAU) DEPOIS: 111MG/DL
COLESTEROL HDL (BOM) ANTES: 38MG/DL
COLESTEROL HDL (BOM) DEPOIS: 63MG/DL
TRIGLICERÍDEOS ANTES: 109MG/DL
TRIGLICERÍDEOS DEPOIS: 56MG/DL
COLESTEROL ANTES: 214MG/DL
COLESTEROL DEPOIS: 176MG/DL
ÍNDICE DE RISCO DE DCC ANTES: 6,5
ÍNDICE DE RISCO DE DCC DEPOIS: 1,9
GLICOSE (AÇÚCAR SANGÜÍNEO) ANTES: 105MG/DL
GLICOSE (AÇÚCAR SANGÜÍNEO) DEPOIS: 89MG/DL
MEDIDA DA CINTURA ANTES: 132CM
MEDIDA DA CINTURA DEPOIS: 92CM

No domingo, 10 de outubro de 1999, um grande amigo me falou sobre um jovem médico que o havia ajudado a perder 4,5kg. Então, na segunda-feira, dia 11, assisti a uma palestra do dr. Markham para descobrir se aquilo era tão simples quanto meu amigo dissera. A apresentação foi extremamente instrutiva, e o melhor é que fazia sentido!

Na terça-feira, 12 de outubro, consegui marcar uma consulta com o dr. Markham para as 20h30. (Uau! — um médico que trabalha até tarde, que interessante!) Ele explicou detalhadamente o que esperava de mim e me deu uma cópia impressa de meu Cardápio Diário personalizado, com muitas opções (inclusive pratos rápidos) para todas as refeições e lanches.

Eu pesava surpreendentes 127,91kg, minha cintura media 132cm e meu pescoço, 56cm, minha taxa de colesterol era 214mg/dL e meu índice de risco de DCC era 6,5! Não é preciso dizer que eu estava a ponto de ter um ataque cardíaco, para não falar na possibilidade de um acidente vascular cerebral. E caminharia para o diabetes tipo 2 se não fizesse algo a esse respeito.

Depois de cerca de 18 meses, eu havia perdido 45,36kg, minha cintura media 92cm e meu pescoço, 41cm, minha taxa de colesterol era 176mg/dL e meu índice de risco, 1,9! Agora posso comprar todas as minhas roupas em lojas comuns, não apenas naquelas para pessoas gordas e altas. Que sensação fantástica — vocês não têm idéia!

Bem, dizer que foi simples é atenuar a verdade; realmente *foi muito simples*. Na verdade, o mais difícil foi eu me lembrar de comer! Parece estranho, não é? Para mim — como para todos — essa é uma mudança de estilo de vida, não uma dieta. Por quê? Porque, quando você "entra" em uma dieta, a única outra coisa que pode fazer é "sair" dela! O resultado é que recupera todo o peso perdido e ainda engorda mais.

Alimentar-se do modo como o dr. Markham sugere, fazendo três refeições e dois lanches em momentos apropriados ao longo do dia realmente funciona! Sou a prova viva disso! Você tem de imaginar que é o encarregado de manter a fogueira acesa. Colocando alguns pequenos pedaços de madeira no fogo, a intervalos adequados, será bem-sucedido. Porém, se atirar no fogo toras grandes, você o apagará.

É assim que comer diariamente do modo certo funciona, ao contrário de comer do modo errado. Se comer do modo certo, seu corpo queimará gordura e você perderá peso devagar (3 a 4kg por mês), mas se comer do modo errado, ou não comer, seu corpo passará a "armazenar ou conservar", e você não queimará gordura!

Também usei o dr. Markham como meu parceiro de prestação de contas semanal. Seu incentivo, e às vezes suas broncas, quando eu fazia algo errado, foram um fator importante para o meu sucesso!

Resultado: devo minha vida ao dr. Markham e a seu conceito de Saúde Total. Se vocês não acreditam em mim, perguntem à minha esposa e aos meus filhos. Mais uma vez, obrigado, dr. Doug!

Seu paciente, mas agora, mais importante, seu amigo,

Greg B.

P., GEORGE

História de sucesso do Saúde Total

Consegui reduzir meus medicamentos para o diabetes
GEORGE P.
Aposentado

IDADE: 73 ANOS
ALTURA: 1,55M
DATA DE INÍCIO DO SAÚDE TOTAL: FEVEREIRO DE 1999
PESO ANTES: 115,21KG
PESO DEPOIS: 89,35KG
TOTAL DE PERDA DE PESO: 25,86KG
PORCENTAGEM DE GORDURA CORPORAL ANTES: 36,8%
PORCENTAGEM DE GORDURA CORPORAL DEPOIS: 27,1%
GORDURA ANTES: 42,39KG
GORDURA DEPOIS: 24,21KG
TOTAL DE GORDURA PERDIDA: 18,18KG
COLESTEROL LDL (MAU) ANTES: 77MG/DL
COLESTEROL LDL (MAU) DEPOIS: 75MG/DL
COLESTEROL HDL (BOM) ANTES: 45MG/DL
COLESTEROL HDL (BOM) DEPOIS: 37MG/DL
TRIGLICERÍDEOS ANTES: 218MG/DL
TRIGLICERÍDEOS DEPOIS: 85MG/DL
COLESTEROL ANTES: 166MG/DL
COLESTEROL DEPOIS: 129MG/DL
ÍNDICE DE RISCO DE DCC ANTES: 3,7
ÍNDICE DE RISCO DE DCC DEPOIS: 3,5
GLICOSE (AÇÚCAR SANGÜÍNEO) ANTES: 224MG/DL
GLICOSE (AÇÚCAR SANGÜÍNEO) DEPOIS: 114MG/DL
MEDIDA DA CINTURA ANTES: 112CM
MEDIDA DA CINTURA DEPOIS: 91CM

Conheci o dr. Markham em 8 de fevereiro de 2000, quando meu médico me encaminhou para ele. A gordura em meu sangue estava elevada e eu não conseguia controlar a glicose, apesar dos vários medicamentos que usava para abaixá-la. Se eu não perdesse peso e equilibrasse meu açúcar sangüíneo com mudanças em minha alimentação, meu médico me prescreveria injeções de insulina.

Minha esposa já monitorava minha dieta e se esforçava para preparar refeições pouco gordurosas. Comíamos massas com molho vermelho de baixa gordura e eu evitava totalmente a gordura. Achávamos que estávamos agindo corretamente, mas ainda assim não conseguíamos manter meu peso sob controle.

Quando minha esposa e eu fomos à primeira consulta com o dr. Markham, ficamos chocados ao descobrir que estávamos fazendo tudo errado! Nossas refeições de baixíssima gordura na verdade estavam aumentando meu nível de açúcar no sangue e contribuindo para o ganho de peso.

Embora o dr. Markham apoiasse o consumo de alimentos de baixa gordura, explicou que o carboidrato de alto índice glicêmico, como as massas, era rapidamente convertido em açúcar e armazenado como gordura, como ocorria com os porcos e as vacas em sua terra natal, Wisconsin.

Minha esposa e eu nos divertimos com seu senso de humor do Meio-Oeste. Sua explicação simples, que também é descrita em linhas gerais em seu livro, fez muito sentido. Então, minha esposa começou a preparar os alimentos recomendados no programa Saúde Total do dr. Doug. Em semanas comecei a perder peso.

O mais impressionante foi que o nível de açúcar em meu sangue começou a diminuir cada vez mais. Depois de vários meses no programa Saúde Total, meu médico pôde suspender dois dos três medicamentos que eu tomava! Minha esposa, o médico e eu ficamos entusiasmados com esses resultados impressionantes!

Ah, a propósito, minha esposa, que também estava acima do peso, perdeu mais de 18kg apenas por comer do mesmo modo que eu. Isso foi ótimo porque ela precisava colocar uma prótese no joelho, mas seu ortopedista só faria a cirurgia depois que ela perdesse peso.

Como reduzir a quantidade de medicamentos que você toma

AVISO: Nunca reduza ou descontinue medicamentos prescritos sem o consentimento e a orientação de seu médico!

A chave para reduzir ou descontinuar medicamentos prescritos para hipertensão, colesterol alto e diabetes tipo 2 é o controle do açúcar no sangue.

Se você tem excesso de peso que causa hipertensão ou colesterol alto porque as células de seu fígado produzem colesterol demais, ou se suas células estão desenvolvendo resistência à insulina, o culpado é o consumo excessivo de carboidrato, que aumenta o nível de açúcar no sangue.

Quando você começar a seguir o programa Saúde Total de alto consumo de proteína e baixo consumo de carboidrato, verá os benefícios do controle do açúcar no sangue. Começará a emagrecer, terá mais energia e diminuirá seu colesterol, sua pressão sangüínea e seu nível de açúcar no sangue.

Por isso, se você toma medicamentos para abaixar o colesterol ou a pressão sangüínea, ou para os estágios iniciais do diabetes tipo 2, deve voltar ao médico para monitorar seu progresso e reduzir a quantidade de remédios.

Em muitos casos, como os de vários de meus pacientes, o médico poderá suspender totalmente os medicamentos para hipertensão, colesterol alto e diabetes tipo 2.

Nota: Se você toma medicamentos para diminuir o nível de açúcar no sangue, é muito importante que o monitore todos os dias, porque quando seu açúcar sangüíneo começar a abaixar naturalmente, os medicamentos o abaixarão ainda mais.

A taxa de açúcar no sangue abaixo do normal, também conhecida como hipoglicemia ou reação insulínica, pode ser definida como uma taxa de glicose menor que 60 a 70mg/dL. Em geral, a hipoglicemia é acompanhada de um ou mais sintomas, que podem incluir tremores, suor, irritabilidade, dor de cabeça, formigamento, fome, visão embaçada, tontura, confusão, insensibilidade dos lábios, náuseas ou vômitos, taquicardia, cansaço súbito, convulsões, palidez, suspiros freqüentes, mudança de personalidade, diminuição da concentração, desorientação e perda de consciência.

SE VOCÊ EXPERIMENTAR QUALQUER UM DESSES SINTOMAS OU SE OS RESULTADOS DE SEUS TESTES DE GLICOSE FOREM CONSTANTEMENTE BAIXOS, *deve consultar imediatamente seu médico para que ele possa começar a reduzir os medicamentos que diminuem a taxa de açúcar no sangue. O mesmo vale para os anti-hipertensivos.*

Sempre consulte o seu médico antes de fazer qualquer tipo de mudança em sua dieta ou medicação!

Parte II

Seguindo o programa Saúde Total

VISÃO GERAL

Os segredos para qualquer programa de perda de peso e bem-estar são responsabilidade e acompanhamento adequados. Depois de milhares de consultas, percebi que os pacientes que obtinham os melhores resultados eram os que faziam acompanhamento semanal em meu consultório.

Quando comecei a escrever *Total Health*, esforcei-me para oferecer a meus leitores as mesmas opções personalizadas de cardápios de que meus pacientes dispunham. Outro dilema era lhes proporcionar o mesmo tipo de responsabilidade e acompanhamento semanal. A única solução foi escrever um livro que explicasse às pessoas, de um modo simples de entender, por que elas deveriam seguir um estilo alimentar de baixo consumo de carboidrato, e que lhes apresentasse um meio mais eficaz de atingir seus objetivos de emagrecimento e bem-estar.

Eu não queria que meu livro fosse igual a outros, que ficasse empoeirando em uma prateleira porque era técnico demais e cheio de dietas e cardápios genéricos que a maioria das pessoas não poderia implementar em seu dia-a-dia. Então criei o www.totalhealthdoc. com, para ajudá-las a assumir o controle de sua saúde, usando os mesmos princípios comprovados e cardápios personalizados que ajudaram milhares de meus pacientes. No site você poderá encontrar:

- Cardápios e opções de alimentos personalizados para sua constituição física e seus objetivos de emagrecimento e saúde.
- Opções para café-da-manhã, almoço, jantar e lanches que tornam fácil saber o que comer e quando.
- Uma longa lista de alimentos para o dia-a-dia ricos em proteína e pobres em carboidrato, que oferece variedade e flexibilidade.
- Mais de 120 receitas de alta proteína e baixo carboidrato.
- Dicas para comer fora.
- Opções convenientes de fast-food.
- Dicas de sucesso do Saúde Total para acelerar seu progresso.
- Orientação personalizada via e-mail para emagrecimento e total bem-estar.

As pessoas que receberam orientação personalizada via e-mail emagreceram mais do que as que não receberam ajuda extra, segundo estudo atual de pesquisadores da Brown University School of Medicine, em Providence, Rhode Island. Visite www.totalhealthdoc.com para receber esse tipo de orientação.

DICAS DE SUCESSO DO SAÚDE TOTAL

- VERIFIQUE SEU PESO UMA VEZ POR SEMANA para monitorar seu progresso no programa Saúde Total. Algumas pessoas preferem se pesar diariamente. Haverá momentos em que seu corpo vai redistribuir as porcentagens de músculos e gordura. Isso significa que você poderá ganhar 1kg de músculos (o que é bom) e perder 1kg de gordura. A balança não mostrará perda de peso, mas sua porcentagem de gordura corporal terá diminuído, o que será notado na perda de medidas!

- ESCOLHA O CARBOIDRATO SAUDÁVEL, na forma de frutas e vegetais ricos em fibras e de baixo índice glicêmico, que consta da lista "Unidades de macronutrientes" na Parte III. Limite rigorosamente o consumo de massas, arroz, pães e grãos.

- ESCOLHA FONTES DE GORDURA SAUDÁVEIS como óleo de oliva e óleos de nozes. Você manterá naturalmente uma dieta de baixa gordura

M., SUE

História de sucesso do Saúde Total

Perdi peso mesmo sem tireóide
SUE M.
Auxiliar de contabilidade

IDADE: 63 ANOS
ALTURA: 1,73M
DATA DE INÍCIO DO SAÚDE TOTAL: OUTUBRO DE 1999
PESO ANTES: 93,44KG
PESO DEPOIS: 69,85KG
TOTAL DE PERDA DE PESO: 23,59KG
PORCENTAGEM DE GORDURA CORPORAL ANTES: 42%
PORCENTAGEM DE GORDURA CORPORAL DEPOIS: 32,4%
GORDURA ANTES: 39,24KG
GORDURA DEPOIS: 22,63KG
TOTAL DE GORDURA PERDIDA: 16,61KG
COLESTEROL LDL (MAU) ANTES: 145MG/DL
COLESTEROL LDL (MAU) DEPOIS: 118MG/DL
COLESTEROL HDL (BOM) ANTES: 66MG/DL
COLESTEROL HDL (BOM) DEPOIS: 66MG/DL
TRIGLICERÍDEOS ANTES: 162MG/DL
TRIGLICERÍDEOS DEPOIS: 92MG/DL
COLESTEROL ANTES: 243MG/DL
COLESTEROL DEPOIS: 202MG/DL
ÍNDICE DE RISCO DE DCC ANTES: 3,7
ÍNDICE DE RISCO DE DCC DEPOIS: 3,1
PRESSÃO SANGÜÍNEA ANTES: 176/96
PRESSÃO SANGÜÍNEA DEPOIS: 134/82

Conheci o dr. Markham há cinco anos. Gostei de sua palestra e decidi experimentar o Saúde Total. Achei que, provavelmente, perderia um pouco de peso, ficaria entediada e abandonaria o programa. Esse era meu padrão, devido às muitas tentativas fracassadas de fazer dieta, inclusive nos Vigilantes do Peso.

> Em vez disso, o programa Saúde Total tornou-se o melhor que já segui — sobretudo porque não se trata de dieta, mas de um modo saudável de comer.
>
> Tive a tireóide retirada em 1989, e me disseram que passaria a ter ainda mais dificuldade em emagrecer. Estava ficando muito frustrada porque, junto com o peso, meus níveis de colesterol e açúcar no sangue estavam aumentando. Na verdade, meu médico disse que se eu não começasse a emagrecer me prescreveria medicamentos para diminuir o colesterol e a glicose, indicados para os estágios iniciais do diabetes tipo 2.
>
> Iniciei o programa em outubro de 1999 e, depois de apenas sete meses, perdi mais de 20kg, bem mais do que era meu objetivo perder até julho de 2000. Eu queria surpreender meus familiares em uma viagem de retorno ao meu país, a Suécia, em comemoração a meu 60º aniversário. Eles mal me reconheceram quando saí do avião.
>
> Sinto-me ótima e me orgulho muito de dizer que estou mantendo o peso baixo. Meu colesterol diminuiu e não sou mais pré-diabética. Se eu posso fazer isso, qualquer um pode. Embora também me orgulhe de ser avó, é bom parecer jovem demais para sê-lo. Se não acreditam em mim, deveriam ver minhas fotos antes e depois!
>
> Obrigada, dr. Markham!

comendo carne magra, aves, frutos do mar, laticínios de baixa gordura e produtos vegetarianos protéicos.

- BEBA BASTANTE ÁGUA, até oito copos por dia. Você também pode tomar bebidas sem adição de açúcar como refrigerantes diet, Crystal Light etc. Chá quente, chá gelado e café são permitidos. Use substitutos do açúcar. Se você não gostar de adoçantes artificiais, como o aspartame, experimente Splenda, que é feito de sucralose. O adoçante natural Stevia também está disponível em lojas de produtos naturais. Veja a seção "Adoçantes" (página 84) para mais detalhes sobre substitutos do açúcar.

Sugiro também que você use xaropes livres de açúcar para adoçar café, iogurte natural etc. Há muitos com ótimos sabores, como os de chocolate, avelã, caramelo e baunilha.

Veja no Apêndice B, "Produtos recomendados", os xaropes livres de açúcar.

- UM COPO DE VINHO OU CERVEJA LIGHT É PERMITIDO, mas não sozinho. Como essas bebidas contêm até 4g de carboidrato, devem ser consumidas com proteínas. Tome o vinho ou a cerveja no almoço, no jantar ou no lanche, com um pouco de queijo. Misturas de bebidas também são aceitáveis, desde que não contenham açúcar. Exemplo: vodca com água tônica livre de açúcar.

Acredite ou não, bebidas destiladas, como vodca, rum, uísque, gim etc., têm conteúdo zero de carboidrato livre. Portanto, são as bebidas alcoólicas preferíveis.

- INGIRA BASTANTE FIBRAS: A ingestão adequada de fibras é essencial para a boa digestão. Para se certificar de que come bastante fibra, tome suplementos de venda não controlada ou Metamucil sabor laranja, livre de açúcar, misturado com 250 a 290ml de água. Beba até 2 copos por dia.

Veja no "Apêndice B", "Produtos recomendados", os suplementos de fibras.

- USE DIARIAMENTE SUPLEMENTOS DE VITAMINAS E MINERAIS DE ALTA QUALIDADE.

- USE A TÉCNICA DA "APROXIMAÇÃO": Quando comer fora ou se estiver inseguro, esse será um modo fácil de você se certificar de que vai ingerir a quantidade adequada de proteína e carboidrato. Coma uma porção da proteína de sua escolha (carne, ave ou peixe) mais ou menos do tamanho da palma de sua mão — cerca de 115g. Escolha uma porção de salada ou vegetal de cerca do dobro do tamanho de sua porção de proteína. Exemplo: Salada Caesar com frango grelhado. (Lembre-se de ir devagar com os *croutons* e não coma nenhum tipo de pão.)

LEIA OS RÓTULOS DOS ALIMENTOS

Um dos pontos mais confusos para a maioria dos consumidores é entender os rótulos dos alimentos e os efeitos dos itens relacionados neles sobre a saúde. Agora, com a recente chegada ao mercado de um grande número de produtos de baixo carboidrato para servir a mais de 59 milhões de novos consumidores, os rótulos se tornaram ainda mais confusos.

Mais adiante discutiremos a leitura de um rótulo de "baixo carboidrato", mas primeiro precisamos tomar conhecimento das informações a seguir fornecidas pelo U. S. Food and Drug Administration sobre o novo rótulo dos alimentos.

O novo rótulo dos alimentos nos Estados Unidos

Sob a regulamentação do Food and Drug Administration, do Department of Health and Human Services, e do Food Safety and Inspection Service, do U.S. Department of Agriculture, o rótulo dos alimentos oferece hoje, mais do que nunca, informações nutricionais completas, úteis e exatas.

O objetivo é fornecer aos consumidores:

- Informações nutricionais sobre quase todos os alimentos no supermercado.
- Formatos distintivos e fáceis de ler que lhes permitam encontrar a informação necessária para facilitar as escolhas saudáveis.
- Informações sobre a quantidade de gordura saturada, colesterol, fibra alimentar e outros nutrientes de grande importância para a saúde presente a cada porção de alimento.
- Valores de referência de nutrientes, expressados como Percentual de Valor Diário (% DV), que ajudam os consumidores a ver como um alimento se encaixa em uma dieta diária.
- Definições uniformes para termos que descrevem o conteúdo de nutrientes de um alimento — como "light", "de baixa gordura" e "com alto teor de fibra" — para garantir que esses termos signifiquem o mesmo em qualquer produto no qual apareçam.
- Afirmações sobre a relação entre um nutriente ou alimento e uma doença ou condição de saúde — como cálcio e osteoporose, e gordura e câncer — são úteis para as pessoas que desejam consumir alimentos que possam ajudá-las a se manter saudáveis por mais tempo.

- Tamanhos de porções padronizados, facilitando comparações nutricionais entre produtos similares.
- Declaração da porcentagem total de suco de fruta nas bebidas. Isso permite aos consumidores saber exatamente quanto suco há em um produto.

Entenda os rótulos dos alimentos

Fatos nutricionais

A primeira observação sobre fatos nutricionais diz respeito ao tamanho da porção. O tamanho da porção se baseia em medidas de equivalência e métricas. O FDA define as medidas de equivalência como xícara, colher (sopa), pedaço, fatia, fração (por exemplo, ¼ de pizza) e recipientes domésticos como jarra ou bandeja.

As medidas métricas estão relacionadas em gramas (g) e mililitros (mL).

Quantidade por porção

Relaciona o total de calorias por porção assim como as calorias de gordura. Isso nos ajuda a controlar o consumo de gordura e seguir a recomendação de não obter mais de 30% de calorias de fontes gordurosas.

% valor diário

Mostra a porcentagem de nutrientes do produto por porção com base em uma dieta de 2.000 calorias por dia. Esses nutrientes se referem a calorias de gordura total, gordura saturada, colesterol, sódio, carboidrato total, fibra alimentar, açúcares, proteína, vitaminas A e C, cálcio e ferro.

Calorias por grama

As calorias por grama na parte inferior do rótulo mostram os macro-nutrientes geradores de energia: gordura, carboidrato e proteína.

Acho que o FDA fez um ótimo trabalho de concepção e design do novo modelo de rótulo dos alimentos, proporcionando a oportunidade de o consumidor conhecer o conteúdo de gordura, carboidrato e proteína do produto e manter a proporção adequada, por exemplo, ao programa Saúde Total.

Para mais informações sobre detalhes específicos e atualizações da rotulagem de alimentos nos Estados Unidos, contate:

FDA
www.cfsan.fda.gov/label.html
USDA
Food Safety Education and Communication Office
www.fsis.usda.gov/food_safety_education/

Entenda o rótulo em um alimento de "baixo carboidrato"

Como talvez você saiba, há considerável preocupação e confusão no que diz respeito à rotulagem dos alimentos de baixo carboidrato. Por isso, o FDA está adotando nos Estados Unidos novas normas de procedimento para informar e proteger os consumidores.

A maior parte da confusão está no modo como o carboidrato é visto e calculado. Os alimentos são divididos em cinco categorias principais:

- Gordura
- Proteína
- Umidade
- Cinzas (minerais)
- Carboidrato

O governo calcula por *diferença*, o que significa que tudo que não seja gordura, proteína, umidade ou cinzas é enquadrado na categoria de carboidrato. Isso inclui os açúcares e álcoois de açúcar. Os tipos de carboidrato são:

- Açúcares (sacarose, lactose, maltose, frutose, glicose)
- Fibras
- Álcoois de açúcar (maltitol, sorbitol, lactitol, isomalte, manitol, xilitol, HSH [hidrolisado de amido hidrogenado] e eritritol)

Os fabricantes de alimentos de baixo carboidrato desenharam um novo rótulo para se adequar aos novos métodos e requisitos do governo. Enquanto antes não costumavam incluir os álcoois de açúcar na contagem total de carboidrato do quadro nutricional, agora os incluem. Além dessa mudança, agora incluem um quadro de "Fatos de carboidratos" (veja a seguir) para mostrar os *carboidratos livres*, que incluem apenas os carboidratos que têm um efeito notável nos níveis de açúcar no sangue.

As fibras e os álcoois de açúcar podem ser subtraídos dos carboidratos totais.

Exemplo:

Carboidratos totais	32g
— Fibras	10g
— Álcoois de açúcar	20g
Carboidratos livres	2g

PRODUTOS DE BAIXO CARBOIDRATO E ALTA PROTEÍNA

Em 1996, quando comecei a aconselhar pacientes sobre uma abordagem mais equilibrada do estilo de vida de baixo consumo de carboidrato, havia poucos produtos de baixo carboidrato. Eu recomendava que comessem sanduíches sem a parte superior de pão (abertos) e envolvessem os hambúrgueres em alface, em vez de pão. Duas das poucas opções de lanches disponíveis na época eram Jell-O e picolés sem adição de açúcar feitos em casa com refrigerante diet ou Crystal Light.

Na verdade, forneci à industria de fast-food um dos primeiros planos abrangentes para oferecer opções de cardápios de baixo carboidrato mais saudáveis. Hoje, quase todas as cadeias de fast-food do país as oferecem, o que é ótimo. Além disso, devido aos mais de 59 milhões de consumidores desses produtos, agora temos centenas de novidades no mercado.

Os produtos com pouco carboidrato representam uma revolução e chegaram para ficar. Depois de quase oito anos com pouquíssimas opções para meus pacientes, é animador ver muitos fabricantes de alimentos criando produtos de baixo carboidrato deliciosos e de alta qualidade, de barras de chocolate e sorvetes a pães, cereais e refrigerantes. Infelizmente, nem todos os produtos e seus ingredientes são criados igualmente. Isso também vale para os alimentos processados que não são de baixo carboidrato.

Apesar das ótimas notícias sobre a maior disponibilidade de produtos, ainda é muito importante que os consumidores examinem minuciosamente os rótulos para conhecer seus ingredientes, possíveis efeitos colaterais e benefícios gerais para a saúde. Embora eu seja um defensor dos produtos de baixo carboidrato de qualidade, recomendo a escolha, sempre que possível, de alimentos integrais naturais, na forma de boa proteína de baixa gordura, e de carboidrato na forma de frutas e vegetais ricos em fibras.

Você pode querer considerar os pontos a seguir ao escolher produtos de baixo carboidrato:

• *Quais são os substitutos do açúcar usados para adoçar o produto?* Uma descrição detalhada sobre adoçantes pode ser encontrada na seção "Adoçantes" (página 84), mas vamos analisar os possíveis efeitos colaterais de alguns. Muitas balas e produtos de baixo carboidrato são adoçados com álcoois de açúcar, considerados adoçantes nutritivos ou calóricos. Embora seu conteúdo de carboidrato livre seja zero, ainda contêm calorias. Devido à lenta absorção, muitos álcoois de açúcar, como o maltitol, podem causar cólicas abdominais, flatulência e diarréia quando consumidos em quantidade excessiva. Por isso, os produtos de baixo carboidrato contendo álcoois de açúcar devem ser ingeridos com moderação. O álcool de açúcar chamado *eritritol*, devido à absorção mais rápida, tende a causar bem menos efeitos colaterais indesejáveis. Além disso, contém menos calorias do que a maioria dos álcoois de açúcar e, por isso, é meu álcool de açúcar preferido.

O único adoçante não calórico feito de açúcar natural é chamado de *sucralose* e tem o nome comercial de Splenda. Não contém calorias nem carboidrato livre, não deixa sabor residual e não tem efeitos colaterais conhecidos. Por esse motivo, Splenda é o adoçante de minha escolha.

• *Qual é o conteúdo de gordura do produto?* Lembre-se de que a gordura contém calorias e a quebra de certos tipos de gordura produz toxinas e, a longo prazo, risco de males como câncer e doença cardíaca.

• *O produto contém óleos hidrogenados?* Os subprodutos dos óleos hidrogenados são os ácidos graxos trans, que têm sido relacionados com a doença cardíaca.

• *Que tipos de conservantes, que nível de conteúdo de sódio e que aditivos alimentares o produto contém?* A mesma atenção com que verificamos os rótulos dos alimentos convencionais e conteúdo de sódio deve ser dedicada aos rótulos dos produtos de baixo carboidrato, particularmente por parte das pessoas com hipertensão ou possível alergia a conservantes artificiais, como glutamato monossódico, a corantes e assim por diante. Não vamos substituir um conjunto de problemas por outro.

Veja no Apêndice B, "Produtos recomendados", produtos de baixo carboidrato saborosos e de alta qualidade.

MICRONUTRIENTES: VITAMINAS E MINERAIS

Se você é como a maioria dos americanos, as chances são de que tenha pelo menos um — e provavelmente vários — frasco pela metade de suplementos de vitaminas e minerais em seu armário de remédios.

E isso não é de admirar. Parece que todos os dias um novo estudo, artigo ou guru da saúde afirma que a vitamina X ou o mineral Y o ajudará a permanecer saudável ou evitar alguma doença terrível. Então, no dia seguinte, um novo estudo, artigo ou guru afirma que o que você comprou não faz bem algum. Pior ainda, a vitamina X pode causar uma doença diferente, mas igualmente terrível. Você, realmente, precisa é de vitamina Z!

Graças a um marketing cada vez mais agressivo voltado para a saúde, as vendas de vitaminas e outros suplementos nutricionais dispararam. Segundo o Council for Responsible Nutrition, organização setorial dos fabricantes de suplementos nos Estados Unidos, estima-se que 100 milhões de americanos gastem 6 bilhões de dólares por ano em vitaminas, minerais e suplementos nutricionais. Isso representa um aumento em relação aos 3 bilhões gastos em 1990.

Dois fatores contribuem para o crescimento explosivo das vendas de suplementos. Em primeiro lugar, com o envelhecimento dos nascidos entre as décadas de 1940 e 1950, cada vez mais pessoas cuidam ativamente da saúde. Esse movimento de consumidores preocupados é incitado pelo acesso mais fácil a informações médicas e pela aceitação de opções de tratamento como a acupuntura e a quiropraxia por parte das organizações médicas tradicionais.

Outro motivo para todo o marketing agressivo dos suplementos nutricionais nos Estados Unidos é o Dietary Supplement Health and Education Act, de 1994. Essa lei permite aos fabricantes vender seus produtos como "suplementos alimentares", evitando dessa forma a investigação científica e o custo do processo de revisão de drogas prescritas do FDA. Enquanto os fabricantes de suplementos não afirmarem que seus produtos oferecem benefícios específicos para a saúde, ficarão livres para vendê-los através de encomenda por catálogo ou da Internet.

Confuso?

As páginas a seguir o ajudarão a fazer sua escolha. Começaremos com um breve estudo dos princípios básicos da ação das vitaminas e dos minerais. Então, examinaremos mais atentamente como os suplementos de vitaminas e minerais, água e fibras contribuem para otimizar a saúde.

Princípios básicos da ação das vitaminas e dos minerais

Embora possamos aumentar nossos níveis de energia, reduzir a gordura corporal e melhorar a imunidade por intermédio do programa Saúde Total, nosso corpo também precisa de *micronutrientes* para seu desempenho final.

Os micronutrientes — geralmente conhecidos como vitaminas e minerais — são essenciais para a vida. Têm inúmeras funções que envolvem o uso eficiente e a eliminação dos macronutrientes (proteína, carboidrato e gordura). O corpo não é capaz de produzir micronutrientes, e hoje em dia não somos capazes de obter o suficiente deles nem mesmo com a alimentação adequada.

Isso se deve, em grande parte, a fatores ambientais, como a maior poluição do ar, e a diminuição do valor nutritivo dos alimentos, causada pelo esgotamento do conteúdo mineral do solo. Por isso, devemos escolher um suplemento multivitamínico com minerais que garanta a ingestão da quantidade desses micronutrientes necessária para o corpo administrar as funções complexas que exige um estilo de vida ativo e saudável.

Para podermos escolher o suplemento de vitaminas e minerais certo, temos de conhecer os termos e as definições associadas às vitaminas e os minerais.

Vitaminas

Vitaminas são substâncias orgânicas que permitem ao corpo processar carboidrato, proteína e gordura. Também agem como catalisadores, estimulando ou acelerando reações químicas. Há um total de 13 vitaminas, que os nutricionistas classificam em dois grupos: *lipossolúveis* e *hidrossolúveis*.

As vitaminas lipossolúveis são: A, D, E e K. Recebem esse nome porque são armazenadas na gordura corporal. Geralmente, são encontradas na gordura e nos óleos dos alimentos, e precisam de bílis para serem absorvidas. Uma vez assimiladas, são armazenadas no fígado e nos tecidos gordurosos até o corpo precisar delas. Qualquer doença que impeça a absorção de gordura, como uma doença hepática que restrinja a produção de bílis, pode causar deficiência das vitaminas lipossolúveis. A deficiência também tende a ocorrer quando as pessoas seguem dietas extremamente baixas em gordura.

VALOR DIÁRIO RECOMENDADO (VDR) — VITAMINAS
UI (unidades internacionais); mcg (microgramas)
(Idades de 25-50 anos, exceto se mencionado diferente)

VITAMINA A
1.330UI (homens)
2.664UI (mulheres)

BETACAROTENO
Não existe VDR

VITAMINA D
200UI (19-51 anos)*
400UI (51-70 anos)*
600UI (acima de 70 anos)*

VITAMINA E
14,9UI (homens)
11,92UI (mulheres)

VITAMINA K
80mcg (homens)
65mcg (mulheres)

VITAMINAS DO COMPLEXO B:
Tiamina (B_1)
1,2mg (homens)
1,1mg (mulheres)

RIBOFLAVINA (B_2)
1,3mg (homens)
1,1mg (mulheres)

NIACINA
16mg (homens)
14mg (mulheres)

PIRIDOXINA (B_6)
1,3mg (homens de 19-50 anos)
1,7mg (homens acima de 51 anos)
1,3mg (mulheres de 19-50 anos)
1,5mg (mulheres acima de 51 anos)

ÁCIDO FÓLICO
400mcg

VITAMINA B_{12}
2,4mcg

BIOTINA
30mcg*

ÁCIDO PANTOTÊNICO
5mg*

VITAMINA C
60mg

* VDRs atualizados não estabelecidos para a vitamina D, a biotina e o ácido pantotênico.
Fontes: *Dietary Reference Intakes: Calcium, Phosphorus, Magnesium, Vitamin D and Fluoride* (Washington, DC: National Academy Press, 1997); *Dietary Reference Intakes for Thiamin, Riboflavin, Niacin, Vitamin B₆, Folate, Vitamin B₁₂, Pantothenic Acid, Biotin and Choline* (Washington, DC: National Academy Press, 1998).

As vitaminas A e D podem agir de modo semelhante aos hormônios, indicando às células que armazenem, liberem ou convertam substâncias. A vitamina E circula em todo o corpo, evitando a oxidação dos tecidos. Esse dano oxidativo é explicado em mais detalhes em "Antioxidantes" (página 74).

As outras nove vitaminas são hidrossolúveis e não são armazenadas em grande quantidade no corpo. Incluem a vitamina C e as oito vitaminas do complexo B – tiamina (B_1), riboflavina (B_2), niacina (B_3), piridoxina (B_6), ácido pantotênico, cianocobalamina (B_{12}), biotina e ácido fólico (folato).

O corpo as absorve tão facilmente quanto as elimina na urina. As vitaminas hidrossolúveis ajudam a metabolizar carboidrato, lipídios e aminoácidos. As vitaminas do complexo B são consideradas coenzimas — pequenas moléculas que se combinam com as enzimas para torná-las ativas. Trabalham junto com as enzimas no metabolismo da energia e dos nutrientes e na criação de novas células.

Minerais

Minerais são substâncias inorgânicas que promovem vários processos bioquímicos importantes. Há 15 minerais, que os nutricionistas classificam em dois grupos: os *minerais essenciais*, necessários em quantidade maior do que 100mg por dia; e os *minerais-traço*, necessários em quantidade menor do que 100mg por dia.

Os minerais essenciais incluem cálcio, fósforo, magnésio, sódio, cloreto, potássio e enxofre. Os minerais-traço necessários para a saúde humana são ferro, iodo, cobre, manganês, zinco, boro, selênio e cromo. São usados pelo corpo para queimar gordura, formar os músculos e fortalecer os ossos, assim como para promover a cura e o fornecimento de oxigênio para as células.

De quanto você precisa?

Quando se trata de tomar suplementos de vitaminas e minerais, a questão "Quanto?" é motivo de constantes controvérsias.

As fontes de informações médicas, científicas e nutricionais mais conceituadas dizem que você obtém todas as vitaminas e minerais de que precisa com uma dieta balanceada. Siga diretrizes nutricionais como os VDRs e ficará bem.

Bom conselho, mas você segue uma dieta balanceada? Conhece alguém que siga? Esse é o grande problema com a idéia de que os alimentos que você consome fornecem todas as vitaminas e os minerais de que precisa. A maioria dos americanos não consome uma ampla variedade dos alimentos necessários para obter quantidade suficiente de micronutrientes.

Por exemplo, em um estudo publicado em *The New England Journal of Medicine*, em março de 1998, os pesquisadores da Harvard Medical School estimaram que 40% dos americanos podem ter deficiência de vitamina D. Quarenta por cento!

Nossa cultura de junk-food, a falta de tempo para o café-da-manhã ou para o almoço, os alimentos prontos, processados e congelados não promovem uma dieta balanceada. Como você sabe, se não consome os alimentos certos, na quantidade certa, a deficiência de vitaminas e minerais pode ser o menor de seus problemas! Nenhum multivitamínico compensará maus hábitos alimentares.

Os VDRs são suficientemente altos?

Desde 1941, o Food and Nutrition Board of the Institute of Medicine, National Academy of Sciences, estabelece VDRs da quantidade mínima de vitaminas e minerais necessários para a prevenção de doenças causadas por deficiências de vitaminas e minerais.

Durante anos, essa abordagem foi criticada por um número crescente de pesquisadores e médicos respeitados, que argumentavam que os níveis de ingestão recomendados pelos VDRs só eram suficientes para ajudar você a sobreviver, não a viver bem. Em vez disso, as vitaminas e os minerais deveriam ser tomados em quantidades que prevenissem doenças crônicas e promovessem a boa saúde, um estado em que o corpo funciona da melhor forma possível.

Demorou um pouco, mas nos Estdos Unidos os especialistas em nutrição do governo, as pessoas que estabelecem os padrões nutricionais oficiais, estão saindo do atraso. Lentamente os VDRs estão sendo atualizados para recomendar quantidades mais altas de vitaminas e minerais específicos.

Em 1997, foi anunciado que os VDRs seriam apenas parte de um conjunto maior de diretrizes nutricionais chamado Ingestão Dietética de Referência (IDR). As IDRs refletem o último consenso científico sobre o papel das vitaminas e dos minerais na boa saúde. Por exemplo, o primeiro relatório de IDR, sobre o cálcio, aumentou o nível de ingestão para prevenir a perda óssea causada por osteoporose, em vez de apenas prevenir a deficiência de cálcio.

Novas IDRs, para o folato e outras vitaminas do complexo B, foram publicadas em 1998. De acordo com a disponibilidade de fundos, outras IDRs – que incluirão VDRs atualizados e expandidos – serão estabelecidas para outros grupos de nutrientes, inclusive antioxidantes, macronutrientes, minerais-traço e fibras.

Para uma ampla lista do conteúdo de vitaminas, minerais, fitonutrientes, macronutrientes (proteína, gordura, carboidrato), fibras e calorias em várias fontes alimentares (frutas, vegetais, grãos, alimentos altamente protéicos, laticínios, adoçantes, bebidas, gordura e óleos) para todas as faixas etárias, visite o Data Laboratory de nutrientes do USDA em www.nal.usda.gov/fnic/foodcomp.

Com a crescente influência das pesquisas sobre nutrição na medicina tradicional, está se tornando rotina os médicos prescreverem altas doses de vitaminas e minerais para tratar condições ou doenças específicas. Por exemplo, costuma-se prescrever para mulheres altas doses de cálcio, a fim de prevenir a osteoporose, e altas doses de ácido fólico, como parte dos cuidados pré e pós-natais, e para as pessoas que sofrem de anemia costuma-se prescrever suplementos de ferro.

A abordagem Saúde Total das vitaminas e dos minerais

1. SIGA UMA DIETA RICA EM PROTEÍNA E POBRE EM CARBOIDRATO: O melhor modo de se certificar de que está fornecendo ao seu corpo uma fonte contínua de micronutrientes essenciais é consumir uma

ampla variedade de alimentos. É importante repetir que os suplementos de vitaminas ou minerais não compensam a falta de uma dieta equilibrada, rica em proteínas e pobre em carboidrato. Por isso são chamados de *suplementos*, e não de substitutos.

2. NÃO SE PREJUDIQUE! Não tome megadoses de vitaminas ou minerais, a menos que sejam prescritas por seu médico para tratar uma deficiência específica. Alguns defensores das vitaminas chegam a recomendar doses maciças de certas vitaminas para evitar doenças que variam do câncer à impotência. O FDA e a medicina tradicional consideram tal modismo charlatanismo – além de ser freqüentemente perigoso. Grandes quantidades de vitamina A, por exemplo, podem contribuir para danos no fígado. Doses excessivas de vitamina D podem fazer mal aos rins. Ferro, zinco, cromo e selênio podem ser tóxicos em quantidades apenas cinco vezes maior do que os VDRs. A causa mais comum de morte por envenenamento em crianças é a ingestão de suplementos de ferro em doses indicadas para adultos.

3. USE SUPLEMENTOS DE VITAMINAS E MINERAIS COMO UMA GARANTIA NUTRICIONAL: O programa Saúde Total fornece a seu corpo os micronutrientes essenciais necessários de duas fontes: o alimento que você consome e um suplemento de vitaminas e minerais de alta qualidade.

Escolha os suplementos certos de vitaminas e minerais

É importante considerar os ingredientes a seguir ao escolher suplementos de vitaminas e minerais de alta qualidade. Se ficar em dúvida sobre o tipo de suplemento a comprar, veja no Apêndice B minhas principais indicações de suplementos.

Antioxidantes

Os *antioxidantes* protegem o corpo da exposição diária a fatores ambientais, como fumaça de cigarro, poluição do ar e luz solar, que estimulam a produção de radicais livres. Os radicais livres, subprodutos naturais do metabolismo celular, o processo pelo qual as células usam oxigênio para criar energia, são moléculas de oxigênio quimicamente reativas às quais falta um elétron. Como os elétrons preferem andar em pares, os radicais livres roubam agressivamente elétrons de moléculas saudáveis. A reação em cadeia de roubo de elétrons resultante produz compostos que causam dano celular.

Cientistas estimam que cada célula do corpo pode ser atacada por até 10 mil radicais livres por dia. Seu corpo faz o possível para contra-atacar naturalmente os radicais livres, mas, com o tempo, você acaba pagando por esse excesso. Não é de admirar que muitos cientistas relacionem os danos causados pelos radicais livres ao câncer, a doenças cardíacas, catarata e envelhecimento precoce.

Os antioxidantes evitam os danos causados pelos radicais livres fornecendo elétrons extras que se ligam a essas moléculas e as estabilizam. Os alimentos ricos em antioxidantes e suplementos fornecem ao corpo a munição que ele precisa para resistir ao bombardeio incessante dos radicais livres. Alguns dos nutrientes antioxidantes mais conhecidos são as vitaminas A, C e E.

Fitonutrientes

Os fitonutrientes, ou fitoquímicos, são nutrientes de plantas que promovem várias funções benéficas. Muitos têm poderosas propriedades antioxidantes. Os cientistas trabalham com um empenho especial para descobrir o grande potencial inexplorado dos fitonutrientes para a medicina. Algumas das pesquisas revelaram possibilidades surpreendentes.

Por exemplo, uma classe de fitonutrientes encontrada nas sementes de uva exibe propriedades antioxidantes no corpo que duram até três dias. Mais importante ainda: é capaz de ultrapassar a barreira sangue-cérebro. O tecido cerebral é particularmente suscetível à oxidação induzida pelos radicais livres. Esse fitonutriente também inibe as enzimas que quebram as vitaminas C e E em nutrientes menos úteis.

Alguns dos melhores fitonutrientes são as proantocianidinas (encontradas no extrato de semente de uva), o sulforafane (presente no extrato de brócolis) e o licopeno (encontrado no extrato de tomate).

Minerais quelados e elementos-traço

Os minerais e elementos-traço dos alimentos favorecem processos bioquímicos que ajudam o corpo a queimar gordura, formar músculos, fortalecer ossos, curar-se e fornecer oxigênio para as células. A absorção adequada, ou biodisponibilidade, é essencial para a suplementação eficaz do mineral e elemento-traço. Os minerais e elementos-traço são mais rapidamente absorvidos pelo trato intestinal quando quelados, ou envolvidos, em uma camada de aminoácido. O cálcio quelado, por exemplo, é absorvido com eficácia 60 vezes maior do que o cálcio no leite.

Enzimas

Todas as reações bioquímicas são iniciadas ou aceleradas por uma classe especial de moléculas de proteínas chamadas enzimas. Um dos suplementos mais conhecidos das enzimas é a lactase, que ajuda pessoas com intolerância à lactose ou incapazes de digerir os laticínios adequadamente.

Embora a lactase seja uma enzima útil, como suplemento geralmente é usada antes do consumo de laticínios apenas por aqueles com falta da enzima natural lactase.

A bromelina é outra enzima que está recebendo muita atenção por seus benefícios digestivos. É encontrada em concentrações particularmente altas no abacaxi. Também está sendo estudada por seu valor terapêutico no tratamento de contusões graves, inflamações e lesões dos tecidos moles.

As enzimas pancreáticas, como a amilase, protease e lipase, são usadas para tratar síndromes de má absorção, quando a capacidade do corpo de digerir vários nutrientes é muito diminuída. Além disso, são essenciais para a quebra de proteínas, gorduras e carboidratos para digestão adequada.

| A., JUDY |

História de sucesso do Saúde Total

Sentindo-me ótima no tamanho 38
JUDY A.
Executiva de contas

IDADE: 63 ANOS
ALTURA: 1,64M
DATA DE INÍCIO DO SAÚDE TOTAL: NOVEMBRO DE 1999
PESO ANTES: 67,58KG
PESO DEPOIS: 56,70KG
TOTAL DE PERDA DE PESO: 10,88KG
PORCENTAGEM DE GORDURA CORPORAL ANTES: 38%
PORCENTAGEM DE GORDURA CORPORAL DEPOIS: 28,6%
GORDURA ANTES: 25,68KG
GORDURA DEPOIS: 16,21KG
TOTAL DE GORDURA PERDIDOS: 9,47KG
MANEQUIM ANTES: 44
MANEQUIM DEPOIS: 38

O futuro pertence àqueles que se preparam para ele!

Em 1999, decidi que não queria ter 60 anos, pouca saúde e vestir tamanho 44. Na véspera do Dia de Ação de Graças, comecei o programa Saúde Total do dr. Markham, e no Natal estava ótima no tamanho 38.

Eu creio que foi Madeline, uma colaboradora, quem me apresentou ao programa. Cerca de 30 de nós o seguiam na época. Eu me lembro especialmente de minha colaboradora Jackie – parecia que ela havia perdido metade do corpo. Mal dava para reconhecê-la.

Eu fiquei realmente impressionada com as pessoas que trabalhavam comigo. Estavam emagrecendo, parecendo saudáveis e sorrindo o tempo todo. O peso da meia-idade estava tirando o melhor de mim, e olhar para as minhas fotos era bastante deprimente. O que eu tinha a perder além de alguns tamanhos de roupas?

Sentir-me bem e saudável também era uma prioridade. Minha médica ficou impressionada quando a procurei para realizar o check-up anual, e me perguntou o que eu havia feito. Achou aquilo maravilhoso. Todos os meus números estavam perfeitos.

A manutenção do programa Saúde Total é um estilo de vida. Não sou uma escrava de minha dieta porque simplesmente coloquei em prática o que aprendi. A regra de ouro é: nunca coma um carboidrato sem uma proteína.

Ainda me sinto ótima no tamanho 38.

Ervas

Em geral, os efeitos colaterais dos produtos à base de ervas são mínimos. Muitos consumidores são seduzidos pela designação "totalmente natural" e tendem a acreditar que todos os produtos à base de ervas são seguros. Eles não pensam nas ervas como drogas.

Os fornecedores de ervas medicinais devem avisar aos consumidores que observem as recomendações de dosagem adequadas e parem de usar o produto caso alguma reação adversa ocorra. Não há muitas informações sobre as interações ervas-drogas, portanto as pessoas que também tomam medicamentos prescritos devem tomar cuidado. O *Botanical Safety Handbook*, publicado pela American Herbal Products Association, contém recomendações de rotulagem para 700 ervas comumente usadas nos Estados Unidos.

Os produtos à base de ervas têm se tornado mais populares à medida que os consumidores buscam alívio de sintomas comuns de outras fontes além de seus médicos. Portanto, a maior parte da responsabilidade pela segurança dos pacientes cairá sobre os médicos e a indústria farmacêutica.

Os médicos estão agora reconhecendo o amplo uso de produtos à base de ervas por parte de seus pacientes. E estão sendo feitos mais estudos clínicos. Em geral, os médicos não estão muito familiarizados com os agentes fitoterápicos, mas beneficiarão seus pacientes sendo capazes de discutir esses produtos com eles.

É responsabilidade dos fabricantes de produtos farmacêuticos (remédios) instruir os médicos sobre as ervas populares que podem causar reações adversas quando tomadas com certos medicamentos. Os médicos também terão de examinar melhor as fórmulas e os processos para determinar os tipos de ervas que seus pacientes podem usar antes de prescreverem certas medicações.

BEBEU ÁGUA?

Por que você precisa beber mais água

Você está bebendo bastante água? Se for como a maioria de meus pacientes, a resposta é: não tanta quanto sabe que deveria.

A água ajuda o corpo a digerir alimentos, absorver nutrientes e transportá-los para todo o corpo. Além disso, é uma parte vital do sistema corporal de remoção de resíduos. Sem a quantidade adequada de água, o corpo se desidrata e não funciona como deveria.

Casos mais agudos de desidratação podem causar fadiga, náuseas e demência. Casos graves, com freqüência, levam a prostração térmica, insolação e até mesmo à morte.

Você não tem de correr durante horas sob o sol de verão para ficar desidratado. Na verdade, a maioria de nós vive em um estado crônico de leve desidratação. Certamente, bebemos água todos os dias, mas não o suficiente. Ou achamos que beber líquidos à base de água como café, chá ou refrigerantes é o mesmo que beber água. Não é. Café, chá e muitos refrigerantes contêm cafeína, um diurético que desidrata o corpo.

Não se engane: a desidratação, mesmo leve, pode levar a problemas sérios de saúde. Se você não tomar bastante água, seus rins pagarão o preço. Os rins são parte integrante do sistema de purificação do corpo. Sua função principal é purificar o sangue de toxinas e resíduos metabólicos. E para os rins funcionarem corretamente, precisam de um fluxo contínuo e suficiente de água.

Quanto menos água você beber, mais estresse seus rins sofrerão e menos eficientes se tornarão. Com o correr do tempo, esse abuso crônico poderá contribuir para problemas de saúde – maior tendência a doenças, cálculos renais dolorosos e falência renal.

Resumindo: cuide de seus rins bebendo bastante água.

Livre-se do excesso de gordura corporal

Beber muita água não elimina a gordura corporal, mas ajuda os rins a eliminarem os resíduos metabólicos produzidos pela queima do excesso de gordura corporal. Parte desses resíduos é de gordura queimada, expelida pelo corpo nas fezes ou na urina. Portanto, quanto mais água você beber, mais urina produzirá e de mais gordura seu corpo se livrará.

De quanta água você precisa?

No consenso geral dos médicos, você precisa de cerca de dois litros, ou seis a oito copos, por dia. Quando se exercita regularmente ou vive em um clima quente, esse consumo aumenta.

O melhor modo de monitorar sua ingestão de água

Não preste atenção à quantidade de líquido que entra em seu corpo, mas à quantidade de líquido que sai. Repare na freqüência e cor de sua urina. Como regra geral, você está bebendo bastante água se urina regularmente e a cor da urina é clara ou amarelo-claro. Se você urina com pouca freqüência ou a cor da urina é amarelo vivo, ou escuro, seu corpo precisa de mais água.

Água e dicas do Saúde Total

Eis outro motivo para beber bastante água: além de armazenar gordura, os altos níveis de insulina também promovem retenção de água. Quando o programa Saúde Total estabilizar seus níveis de insulina, você começará a perder esse excesso de água. Para permanecer hidratado, precisará repor a água de seu corpo. Tomar a quantidade certa de água todos os dias pode exigir alguma prática. Eis umas dicas para fazê-lo adquirir o hábito da hidratação:

• COMECE SEU DIA COM UM COPO DE ÁGUA DE 250ML: Seu corpo está sempre desidratado depois de seis a oito horas sem água. Quanto mais cedo você o hidratar, melhor e mais alerta se sentirá – mesmo antes da primeira xícara de café!

• REDUZA SEU CONSUMO DE CAFÉ E DE OUTRAS BEBIDAS CAFEINADAS PARA UMA A DUAS XÍCARAS POR DIA: Fora a sua qualidade diurética, o café pode estimular a produção de excesso de insulina. Substitua aquelas xícaras extras de café por água quente. Se quiser, acrescente limão para dar sabor. Os chás de ervas também são bons. Muitas pessoas descobriram que sorver água quente ou chás de ervas é um modo extremamente eficaz de se curarem do hábito da cafeína. Reduza seu consumo de cafeína gradualmente para minimizar as dores de cabeça e evitar as variações do humor que freqüentemente acompanham sua abstinência.

- PERGUNTE A SI MESMO SE ESTÁ COM SEDE: As chances são de que esteja com muito mais sede do que se dá conta. Fazer a pergunta o força a se tornar consciente de sua sede. Mas você não pode fazer nada em relação a isso se não tiver água à mão. Quando a água está fora da vista, está fora da mente. É por isso que eu recomendo que...

- LEVE ÁGUA COM VOCÊ: Na próxima vez em que for ao supermercado, compre garrafas descartáveis de água mineral de 500mL. Leve uma com você sempre que sair, de carro, para trabalhar, realizar pequenas missões ou passear. Quando a garrafa estiver vazia, encha-a. Um modo de ficar atento à sua ingestão de água é colocar quatro elásticos ao redor da garrafa. Cada vez que beber meio litro de água, tire um dos elásticos.

- BEBA ÁGUA GASEIFICADA: Hoje em dia os supermercados têm corredores inteiros dedicados a produtos à base de água. Para variar, ponha um pouco de água gaseificada natural ou com sabores em seu carrinho. Procure sabores de laranja, limão ou lima. Fique longe dos produtos misturados com suco. Você quer as borbulhas, não o açúcar extra.

- MONITORE SUA MICÇÃO: A melhor indicação de que você está bebendo mais água é urinar mais freqüentemente. Pense nisso não como uma inconveniência, mas como um sinal de que está ajudando o sistema de purificação natural de seu corpo a mantê-lo saudável.

FATOS DE FIBRAS

Vamos fazer um pouco de associação de palavras. Se eu disser "fibra", qual é a pior coisa que vem à sua mente? Se você disse "constipação", foi honesto. A maioria de nós pensa na fibra como a substância que mantém nossa regularidade intestinal – como o que nossos pais costumavam chamar de bagaço.

O que é fibra?

Fibra é a parte do alimento vegetal que o corpo não consegue digerir. Na verdade, há cinco tipos diferentes de fibras. Os nutricionistas as dividem em duas categorias principais: solúveis e insolúveis.

• AS FIBRAS SOLÚVEIS SÃO A PECTINA E A GOMA. São encontradas em alimentos como feijões, aveia e frutas cítricas. As fibras solúveis se dissolvem e espessam na água.

• AS FIBRAS INSOLÚVEIS SÃO A CELULOSE, A HEMICELULOSE E A LIGNINA. Estão presentes em alimentos como farinha de trigo, nozes, sementes e frutas. Incluem as cascas de grãos, frutas e vegetais. As fibras insolúveis não se dissolvem na água.

Por que as fibras fazem bem para você

Graças ao crescente estudo científico, as fibras estão sendo respeitadas por muito mais do que sua merecida reputação de remédios naturais para a constipação. Agora a comunidade médica as reconhece como componentes alimentares essenciais com benefícios a longo prazo para a saúde, porque:

• AS FIBRAS AJUDAM A PREVENIR HEMORRÓIDAS: Hemorróidas são uma dolorosa dilatação das veias perto do ânus, freqüentemente causada por movimentos intestinais forçados. As fibras amaciam e avolumam o bolo fecal, facilitando a evacuação.

• AS FIBRAS REDUZEM O RISCO DE DOENÇAS CARDÍACAS ABAIXANDO OS NÍVEIS DE COLESTEROL: As fibras se ligam ao colesterol e o eliminam por intermédio da evacuação antes que ele seja absorvido pela corrente sangüínea.

• AS FIBRAS AJUDAM A REGULAR OS NÍVEIS DE INSULINA: As fibras diminuem a reação insulínica do corpo, inibindo a absorção de glicose na corrente sangüínea.

• AS FIBRAS PODEM REDUZIR O RISCO DE CERTOS TIPOS DE CÂNCER: Há anos os pesquisadores dizem que uma dieta rica em fibras pode reduzir o risco de câncer do cólon, retal e de mama. Várias explicações foram dadas. Uma teoria popular afirma que as fibras aceleram a passagem de resíduos nocivos através dos intestinos, minimizando sua absorção e seu contato com as células intestinais.

De quanta fibra você precisa?

No consenso geral dos médicos, você precisa de 25 a 40g por dia. A maioria dos americanos ingere menos da metade disso. É por este motivo que o programa Saúde Total ajuda você a obter toda a fibra que precisa. Você só não a obtém de escolhas alimentares carregadas de carboidratos, que estimulam a produção de excesso de insulina e armazenagem de gordura.

No programa Saúde Total você pode obter fibra de vários modos:

• ESCOLHA CARBOIDRATOS NA FORMA DE FRUTAS E VEGETAIS RICOS EM FIBRAS: Para uma lista das frutas e dos vegetais qualificados como carboidratos ricos em fibras, veja a lista "Unidades de macronutrientes" (página 110).

• SE VOCÊ TIVER DE COMER MASSAS OU PÃES, LIMITE A QUANTIDADE E PREFIRA OS INTEGRAIS.

• TOME SEUS SUPLEMENTOS NUTRICIONAIS: Eles complementam seu programa alimentar rico em proteínas e pobre em carboidratos.

• TOME UM SUPLEMENTO DE FIBRA, como Metamucil ou outro, de venda livre. Veja no Apêndice B minhas principais indicações.

• UMA DICA FINAL: AUMENTE SUA INGESTÃO DE FIBRA GRADUALMENTE! Fibra em excesso pode causar flatulência ou diarréia. Para evitar esses efeitos colaterais naturais, tome bastante água.

Desordens digestivas: a "síndrome de silo"

Crescer na área rural de Wisconsin mais uma vez veio a calhar! Deu-nos a expressão "síndrome de silo".

Um dos primeiros conselhos que dou a meus pacientes é que cortem, nas fases iniciais do programa Saúde Total, os carboidratos de alto índice glicêmico, como as massas (feitas de farinha e água), arroz branco e batatas, que contêm amido, e quantidades excessivas de grãos – todos os tipos de carboidratos que são convertidos muito rapidamente em açúcar.

Muitos de meus pacientes que sofriam de indigestão e outras desordens digestivas graves também consumiam quantidades excessivas desses tipos de carboidratos. Vários desses mesmos pacientes também estavam tomando medicamentos prescritos por gastroenterologistas para ajudar a aliviar os sintomas de indigestão.

Após semanas cortando a farinha e os grãos, seus sintomas de indigestão começaram a desaparecer, tanto que muitos dos pacientes puderam reduzir e até mesmo descontinuar suas medicações para desordens digestivas.

Depois de uma avaliação clínica maior e de pesquisar minhas raízes de Wisconsin, a resposta se tornou clara! O mesmo processo que ocorre dentro dos altos cilindros (silos) perto dos celeiros das fazendas de Wisconsin também estava ocorrendo nos estômagos de meus pacientes – um processo chamado *fermentação*.

Quando os fazendeiros enchem os silos de milho para alimentar sua criação durante o inverno, ele começa a fermentar. Esse processo de fermentação produz gases de nitrogênio poderosos. Esses gases são tão fortes que, às vezes, os fazendeiros são vencidos por eles, desmaiam e até mesmo morrem. Isso ocorre quando o incauto fazendeiro entra no silo para tirar o milho que ficou preso na calha de escoamento.

Esses mesmos gases de nitrogênio são produzidos em nossos estômagos e tratos digestivos como um resultado da fermentação de farinha, amidos e outros grãos durante o processo digestivo normal. São os mesmos gases que, às vezes, irritam as paredes de nossos estômagos e tratos digestivos, causando indigestão e desordens digestivas mais graves.

Assim, nasceu o termo "síndrome de silo"!

ADOÇANTES

Os adoçantes artificiais, ou substitutos do açúcar, estão no mercado há anos como adoçantes de mesa e são usados pela indústria de alimentos para adoçar comidas e bebidas. Abriram um mundo totalmente novo para os seguidores de dietas de baixo carboidrato e diabéticos que desejam comer doces sem sofrer efeitos adversos em seu peso e nível de açúcar sangüíneo.

O uso de vários adoçantes é aceitável na administração do diabetes e do peso pela maioria dos profissionais de saúde. Independente de sua popularidade e disponibilidade, os profissionais de saúde concordam que esses produtos são parte de uma dieta saudável, mas isso não significa que você pode consumir livremente sobremesas, balas e bebidas que os contenham.

Uma das primeiras perguntas que a maioria das pessoas faz: "É seguro consumir esses adoçantes?" Para os adoçantes serem oferecidos nas prateleiras dos supermercados, têm de ser aprovados pelo FDA. Isso significa que têm de ser comprovadamente seguros para o consumo humano. As mulheres que estão grávidas ou amamentando devem falar com seus médicos sobre o uso de adoçantes artificiais. Contudo, algumas pessoas ainda não se sentem confortáveis usando-os, e preferem o "açúcar de verdade" em suas dietas, embora isso iniba sua perda de peso devido ao seu alto conteúdo de carboidratos.

Os adoçantes são separados em duas categorias: *nutritivos* (calóricos) e *não-nutritivos* (não-calóricos).

• Os ADOÇANTES NUTRITIVOS são quebrados pelo corpo e, portanto, fornecem energia, mas não contribuem com nenhum outro nutriente essencial.

• Os ADOÇANTES NÃO-NUTRITIVOS não fornecem qualquer energia para a dieta.

Adoçantes nutritivos (calóricos)

Os adoçantes nutritivos podem ser quebrados em dois subgrupos: açúcar e álcoois de açúcar.

Açúcar

O termo "açúcar" se refere a uma classe de adoçantes nutritivos ou carboidratos de alto índice glicêmico com sabor doce. Incluem sacarose, frutose, lactose e glicose. Embora haja uma grande variedade de açúcares na forma de sacarose (açúcar comum de mesa), açúcar granulado, açúcar turbinado, açúcar mascavo, mel e xarope de milho, não há uma diferença significativa em seu conteúdo nutricional ou calórico.

Por isso, fora a preferência por formas naturais não processadas de açúcar mascavo em vez de açúcar branco processado, um não tem vantagem alguma sobre o outro.

Sacarose

Sacarose ou açúcar de mesa é um carboidrato derivado do açúcar da cana ou da beterraba. É o açúcar mais usado. Embora muitos de nós tenhamos um desejo de comer doces devido à necessidade que nosso cérebro tem de glicose, o açúcar não é essencial para a saúde.

Frutose

A frutose é um açúcar encontrado naturalmente nas frutas e nos vegetais. Contém até 40% menos calorias do que o açúcar de mesa e é até 40% mais doce. A frutose é mais eficaz como agente adoçante em alimentos muito ácidos e frios, como bebidas cítricas.

A frutose vai principalmente para o fígado, onde pode ser usada sem a necessidade de insulina. Na ausência de insulina, a frutose pode ser convertida em glicose no fígado e, portanto, contribuir para um aumento na glicose no sangue, em vez de ser armazenada como glicogênio. Ao contrário da sacarose e da glicose, que causam mudanças rápidas nos níveis de glicose no sangue, a frutose, por ser metabolizada no fígado, é absorvida mais rapidamente e causa menos mudanças no nível de açúcar sangüíneo.

Os produtos adoçados com frutose ainda podem fazer uma contribuição significativa para a ingestão calórica e, portanto, a frutose não pode ser considerada um adoçante de uso livre.

Álcoois de açúcar

A expressão "álcoois de açúcar" se refere a uma classe de adoçantes nutritivos também chamados de polióis, que não são açúcares nem álcool. Incluem o sorbitol, manitol, xilitol, lactitol, HSH (hidrolisado de amido hidrogenado), maltitol, isomalte e eritritol.

Os álcoois de açúcar têm pouco efeito no nível de açúcar no sangue porque são digeridos e absorvidos muito mais devagar. Embora seu conteúdo de carboidratos livres seja zero, o que significa que não precisam ser contados como carboidratos, ainda contêm algumas calorias.

O consumo excessivo de produtos de baixo carboidrato que contêm alguns tipos de álcoois de açúcar pode levar a cólicas abdominais, flatulência e diarréia. Portanto, o consumo excessivo de produtos de baixo carboidrato adoçados com álcoois de açúcar não é recomendado. A moderação, certamente, é essencial quando se trata de consumir qualquer tipo de bebida, alimento ou lanche processado.

SORBITOL, MANITOL E XILITOL

O sorbitol e o manitol são encontrados em pequenas quantidades em algumas frutas e vegetais, e usados como adoçantes em muitos produtos. O sorbitol tem cerca de 60% do poder adoçante da sacarose e o manitol, 80%; portanto, mais de cada um deve ser usado para alcançar o mesmo nível de doçura. Dependendo da sensibilidade gastrointestinal da pessoa, o consumo de mais de 20g diários de manitol pode provocar diarréia e queixas abdominais; para o sorbitol a quantidade é de cerca de 50g por dia.

O xilitol, também derivado de frutas e vegetais, pode ser encontrado na cenoura, na alface e no morango.

LACTITOL

O lactitol é atualmente empregado como um agente de corpo. Foi usado pela primeira vez como adoçante na década de 1980 e tem apenas 40% do poder adoçante da sacarose. Contém cerca de duas calorias por grama, metade das calorias da sacarose.

HSD (HIDROLISADO DE AMIDO HIDROGENADO)

O hidrolisado de amido hidrogenado, também conhecido pelo nome comercial Lycasin, é derivado do milho, trigo e batata. O processamento adicional fornece um produto da combinação de sorbitol, maltitol e sacarídeos hidrogenados.

MALTITOL

O maltitol resulta da hidrogenação de maltose, que é derivada do amido. Tem 90% do poder adoçante da sacarose e é baixo em calorias.

Cólicas abdominais, flatulência e diarréia são freqüentemente experimentadas quando o consumo de maltitol excede 15g por dia.

Isomalte

O isomalte é um adoçante de ótimo sabor com a mesma doçura do açúcar. Foi descoberto na década de 1960 e é produzido pela mistura de manitol e sorbitol. É usado em uma grande variedade de produtos, de balas a pastilhas para tosse.

Eritritol

O eritritol é baixo em calorias e tem 70% do poder adoçante da sacarose. Devido à sua absorção rápida, não possui os desagradáveis efeitos colaterais laxantes de outros álcoois de açúcar. Está naturalmente presente em frutas como pêra, melão e uva, e também em cogumelos e alimentos fermentados como o vinho, o molho de soja e o queijo. Como seus efeitos colaterais são limitados e contém apenas 0,2 calorias por grama, o eritritol é a "estrela brilhante" dos álcoois de açúcar.

Adoçantes não-nutritivos (não-calóricos)

Sucralose (Splenda®)

Sucralose é o nome comum do único adoçante livre de calorias feito de açúcar. É criada através de um processo patenteado que altera a molécula de açúcar. Não tem sabor residual e possui a aparência e o gosto de açúcar. Como não é quebrada no corpo, não fornece calorias. A sucralose é aproximadamente 600 vezes mais doce do que o açúcar.

Devido à sua estabilidade e ao seu sabor agradável, pode ser usada pelos consumidores e fabricantes em uma grande variedade de alimentos, que incluem produtos assados, bebidas, sobremesas geladas, chicletes, laticínios, molhos de salada, adoçantes de mesa e bebidas alcoólicas.

Splenda® está disponível em duas formas: granulada e em pacotes. A forma granulada pode substituir o açúcar, medida por medida, até mesmo para cozinhar e assar. Cada pacote contém o equivalente a duas colheres de chá de açúcar.

Acessulfame K (Ace-K)

O acessulfame K (Ace-K) é um adoçante livre de calorias, descoberto em 1965. É quase 200 vezes mais doce do que a sacarose e vendido sob o nome comercial Sunett. É usado em milhares de produtos, oferecendo alimentos de baixa caloria e baixo açúcar para uma dieta saudável. Adoça sem deixar sabor residual. Também é livre de sódio e não provoca cárie dentária.

O Ace-K pode ser misturado com adoçantes nutritivos. A mistura de adoçantes nutritivos e não nutritivos produz o nível desejável de doçura no produto usando bem menos dos adoçantes individuais.

Cada vez mais os fabricantes de alimentos estão usando combinações de adoçantes, porque a mistura é vantajosa tanto para os fabricantes quanto para os consumidores. O fabricante pode usar menos adoçante e, ao mesmo tempo, fornecer ao consumidor um produto final com sabor melhor.

O Ace-K contém o átomo de enxofre, mas não há risco de as pessoas alérgicas a drogas que contenham sulfa ou produtos que contenham sulfitos terem uma reação, porque suas propriedades são diferentes desses produtos e dessas drogas.

A Ace-K não é metabolizado pelo corpo e por isso não tem nenhum valor calórico. É rapidamente absorvido após a ingestão e excretado inalterado na urina.

Stévia (STEE-vee-uh)

Stévia é um tipo de arbusto sul-americano. Os povos indígenas do Paraguai e do Brasil usaram durante séculos as folhas da *stevia rebaudiana* para adoçar suas bebidas. O steviosídeo, o principal ingrediente da stévia, é praticamente livre de calorias e 300 vezes mais doce que o açúcar de mesa. Contudo, o painel científico que revisa a segurança dos ingredientes dos alimentos para a União Européia concluiu que o steviosídeo é inaceitável como adoçante devido a questões não esclarecidas sobre sua toxicidade. Por isso, a erva não foi aprovada como aditivo para adoçar alimentos nos Estados Unidos, e atualmente só é vendida como suplemento alimentar.

Outros estudos mostraram que a stévia é segura para consumo humano, e hoje ela é usada em outras partes do mundo como adoçante de picles, alimentos secos, molho de soja, sucos de frutas, refrigerantes e chicletes.

Sacarina (Hermesetas, Sweet'N Low)

A sacarina foi o primeiro substituto do açúcar livre de calorias feito pelo homem. Tem poder adoçante 300 a 400 vezes maior do que a sacarose e é encontrada em uma grande quantidade de alimentos e bebidas. Estudos científicos não estabeleceram uma relação conclusiva entre a sacarina e o câncer de bexiga, embora haja necessidade de mais pesquisas.

Aspartame (Equal, NutraSweet)

O aspartame é 180 vezes mais doce do que o açúcar, e usado como adoçante em vários alimentos e bebidas. É vendido sob os nomes comerciais Equal e NutraSweet, disponíveis em pacotes como adoçantes de mesa de baixa caloria.

O aspartame é derivado de dois aminoácidos encontrados naturalmente: o ácido aspártico e a fenilalanina. Contudo, devido ao número mínimo de calorias fornecido pelo aspartame, é incluído no grupo dos adoçantes não-nutritivos.

O uso comercial do aspartame, ao contrário do da sacarose, é limitado porque o aspartame quebra e perde sua doçura quando usado em assados a altas temperaturas ou combinado com alimentos acídicos. Portanto, o aspartame só é usado como adoçante e aromatizante em certos alimentos.

A questão da estabilidade do aspartame no líquido quando armazenado durante muito tempo também tem sido levantada. O FDA determinou que, embora a armazenagem a longo prazo possa resultar em um produto marginalmente aceitável, do ponto de vista do sabor, isso não o tornaria inseguro.

O aspartame não tem efeitos nocivos conhecidos para a maioria das pessoas. Entretanto, quem sofre de uma doença hereditária conhecida como fenilcetonúria deve controlar a ingestão de fenilalanina, um dos aminoácidos do aspartame.

As pessoas têm se preocupado muito com a segurança do aspartame, e há alguns relatos de reações ao produto. A confirmação de reações a ingredientes e aditivos alimentares é sempre difícil, especialmente quando essas reações não são diagnosticadas por um médico especializado em alergias alimentares. O FDA está monitorando essas queixas com atenção.

L., JOE

História de sucesso do Saúde Total

*Inglês veterano da Segunda Guerra Mundial
que ainda está se fortalecendo*
JOE L.
Engenheiro aposentado

IDADE: 80 ANOS
ALTURA: 1,70M
DATA DE INÍCIO DO SAÚDE TOTAL: MARÇO DE 2002
PESO ANTES: 91,62KG
PESO DEPOIS: 73,48KG
TOTAL DE PERDA DE PESO: 18,14KG
PORCENTAGEM DE GORDURA CORPORAL ANTES: 39,2%
PORCENTAGEM DE GORDURA CORPORAL DEPOIS: 33,3%
GORDURA ANTES: 35,91KG
GORDURA DEPOIS: 24,46KG
TOTAL DE GORDURA PERDIDA: 11,45KG

Após 25 anos de casamento, minha filha e meu genro estavam acima do peso e decidiram seguir os princípios do estilo alimentar rico em proteína e pobre em carboidrato do dr. Markham. Usando os cardápios diários do livro, começaram a emagrecer e se sentir melhor. Vi minha filha perder 26kg e meu genro, 41.

Eles foram tão bem-sucedidos que minha filha me encorajou a fazer as mesmas mudanças em meus hábitos alimentares. Na época, eu estava com 78 anos e usava um andador porque tinha distensão dorsal e pernas fracas. Minha esposa tinha falecido havia vários anos, e eu tinha desistido de cuidar da saúde.

Servi à minha pátria, a Inglaterra, na Segunda Guerra Mundial, como piloto. Minha esposa serviu na Marinha Real como secretária de Winston Churchill. Estávamos casados há mais de 50 anos quando ela morreu. Criamos quatro filhos maravilhosos juntos. E, apesar de gostar de meus netos, achava que já tinha vivido tudo. Felizmente, minha filha tinha outras idéias em mente e me apresentou ao programa Saúde Total do dr. Doug.

Quando eu fui ver o dr. Markham pela primeira vez, pesava mais de 90kg e entrei pela porta de seu consultório usando um andador. A combinação de bolinhos English Yorkshire todos os dias no café-da-manhã com falta de atividade física tinha contribuído definitivamente para meu excesso de peso.

Comecei a seguir as recomendações do dr. Doug de comer queijo cottage com frutas no café-da-manhã; 115g de frango, peixe ou carne bovina magra com vegetais no almoço e no jantar; e meu lanche favorito: iogurte light na hora programada. Os quilos logo começaram a desaparecer.

Depois de perder 9kg, consegui caminhar sem o andador e até mesmo comecei a me exercitar com o treinamento de 30 minutos do dr. Markham. Quando meu filho telefonou do Canadá para saber como eu estava passando, ficou chocado ao ouvir que vinha me exercitando. Ele sempre foi um entusiasta dos exercícios e ficou muito feliz com meu recém-descoberto sucesso saudável!

Provavelmente, o que mais me anima com relação ao aumento da força, da resistência e da energia é que, pela primeira vez, pude levar minha filha Josephine para a Inglaterra, para as bodas de ouro de minha irmã. Achei que jamais teria a oportunidade de levá-la para a Inglaterra, porque estava velho demais e com a saúde fraca. Nós dois ficamos com lágrimas nos olhos quando mostrei a ela a casa em que nasceu, em Watford.

Agora, com 80 anos, continuo a comer corretamente, me exercitar e apreciar a companhia de minha família e meu fiel cão, Kuno.

As exigências de rotulagem para aditivos alimentares estão sendo aumentadas para permitir que as pessoas evitem determinadas substâncias. Algumas afirmam ser particularmente sensíveis à ingestão de aspartame e experimentar uma grande variedade de sintomas brandos não específicos. Dor de cabeça, irritabilidade e incapacidade de perder peso ou controlar o nível de açúcar no sangue foram relatados.

Resumo

Os benefícios do uso dos adoçantes artificiais foram comprovados pela grande variedade de alimentos disponíveis, particularmente para os diabéticos e para os seguidores de um estilo de vida de baixo carboidrato. O possível risco apresentado por um adoçante isoladamente pode ser minimizado se o usarmos com moderação.

Há evidências de que o uso moderado dos adoçantes disponíveis é seguro e não está associado a doenças graves. É importante que os consumidores tenham opções de vários adoçantes nutritivos e não-nutritivos, com diretrizes seguras e razoáveis sobre como usar cada tipo. Quando novos adoçantes se tornarem disponíveis, deverão ser testados com o mesmo rigor aplicado aos já aprovados, e as pesquisas sobre os possíveis riscos em longo prazo dos adoçantes nutritivos e não-nutritivos devem continuar.

DICAS DE PREPARAÇÃO DE ALIMENTOS

CAFÉ COM LEITE QUENTE OU GELADO: Mantenha sua bebida livre de açúcar. Se puder, adoce-a com uma dose de xarope sem açúcar.

CARNE, AVES E PEIXE: Prepare a carne grelhada, assada ou selada rapidamente em óleo quente.

MOLHO DE SALADA: Use azeite de oliva e vinagre. O azeite de oliva é uma ótima fonte de ácido linoléico, um ácido graxo essencial. Você também pode usar um molho comum, como o Ranch, mas verifique o teor de carboidrato no rótulo. Fique longe dos molhos de baixa gordura e sem gordura; eles contêm muito açúcar.

VEGETAIS: Você pode adicionar um pouquinho de manteiga derretida sobre seus vegetais. Não use margarina, que contém óleo vegetal parcialmente hidrogenado, fonte de ácidos graxos trans prejudiciais.

IOGURTE: Use iogurte adoçado com um substituto do açúcar. Se você não gostar de adoçantes artificiais, use em meia xícara de iogurte natural extrato de baunilha e adoçante de stévia ou Splenda, ou seu sabor preferido de xarope livre de açúcar.

Parte III

Seu estilo alimentar no programa Saúde Total

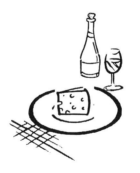

ORGANIZANDO TUDO

Falamos sobre a relação entre o que você come, seu nível de açúcar no sangue e a resposta hormonal de queimar ou armazenar gordura. Como isso funciona no mundo real?

Se seu objetivo é diminuir a gordura corporal, aumentar sua produtividade física e mental ou reduzir as chances de ter problemas de saúde, o programa Saúde Total é para você. Para começar a seguir um estilo alimentar rico em proteína e pobre em carboidratos, a primeira providência que tem de tomar é calcular sua *necessidade diária de proteína* – em outras palavras, de quanta proteína seu corpo precisa todos os dias. Lembre-se de que o programa Saúde Total não é uma dieta de "alta proteína"; é um modo saudável de se alimentar com base em suas necessidades protéicas diárias.

A necessidade diária de proteína é determinada pela porcentagem de massa muscular magra multiplicada pela porcentagem de gordura corporal ideal. "Massa corporal magra" é a porcentagem do corpo não constituída de gordura. É, basicamente, o peso de seus ossos e músculos. O modo mais rápido e exato de determinar sua massa corporal magra é usar um analisador de composição corporal por impedância bioelétrica.

Hoje em dia, há muitos tipos diferentes de medidores de gordura corporal, portáteis, à pilha, ou embutidos em balanças. Podem ser encontrados em lojas de departamentos, de material para ginástica etc. Veja no Apêndice C minhas principais recomendações sobre medidores de gordura corporal.

Sou a favor de que se determine o peso ideal e saudável das pessoas com base em sua porcentagem de gordura corporal ideal. Não acho que o índice de massa corpórea (IMC) seja o modo mais exato de determinar os riscos à saúde de alguém, porque não leva em conta a quantidade natural de massa muscular de um indivíduo. Isso é verdadeiro especialmente na avaliação dos riscos à saúde de fisiculturistas e atletas.

Um IMC de 19 a 24,9 corresponde a um risco de mínimo a baixo à saúde; 25 a 29,9, excesso de peso, mostra um risco moderado; e a partir de 30, obesidade, mostra riscos mais altos associados a doenças cardíacas, acidente vascular cerebral e diabetes tipo 2. A tabela a seguir mostra a *porcentagem de gordura corpórea ideal* baseada em idade e sexo:

Gordura corpórea ideal		
Idade (anos)	Homens	Mulheres
10-30	12-18%	20-26%
31-40	13-19%	21-27%
41-50	14-20%	22-28%
51-60	16-20%	22-30%
a partir de 61	17-21%	22-31%

A massa corpórea magra é determinada subtraindo-se o peso em *gordura* (calculado no medidor de gordura corporal) do peso total. Portanto, se você pesa 68kg e tem 22kg de gordura, sua massa corporal magra (seu peso livre de gordura) é 46kg.

Como determinar seu peso ideal

Para calcular seu *peso ideal*, simplesmente multiplique sua massa corporal magra pela porcentagem de gordura corporal ideal e some o valor encontrado à sua massa corporal magra. Portanto, se você é uma mulher de 25 anos com 46kg de massa corporal magra e quer atingir a porcentagem de gordura corporal ideal de 26%, seu peso ideal é 57,96kg.

Como calcular sua necessidade diária de proteína

Após determinar sua massa corporal magra, multiplique-a pelo índice de atividade diária, que indica o quanto você é ativo e varia entre 0,5 (sedentário) a 0,9 (quem se exercita diariamente).

Níveis de atividade

1. SEDENTÁRIO: Nenhuma atividade física; a necessidade de proteína é de *0,5g* por 500g de massa corporal magra.
2. MODERADAMENTE ATIVO: 20-30 minutos de exercícios, duas a três vezes por semana; a necessidade de proteína é de *0,6g* por 500g de massa corporal magra.
3. ATIVO: 30 minutos de exercícios, três a cinco vezes por semana; a necessidade de proteína é de *0,7g* por 500g de massa corporal magra.
4. MUITO ATIVO: Exercícios vigorosos durante uma hora ou mais cinco ou mais vezes por semana; a necessidade de proteína é de *0,8g* por 500g de massa corporal magra.
5. ATLETA: Atleta em treinamento, exercícios pesados durante uma hora ou mais duas vezes por dia; a necessidade de proteína é de *0,9g* por 500g de massa corporal magra.

Portanto, se você tem 46kg de massa corporal magra e está no nível "ativo", multiplique 0,7 por 46. O resultado será sua necessidade diária de proteína: 64,4g.

Uma alternativa simples para calcular sua necessidade diária de proteína

Se você ficou confuso com as informações anteriores e não tem acesso a um medidor de gordura corporal, oferecemos uma alternativa para calcular sua necessidade diária aproximada de proteína de acordo com sua constituição física.

Para determinar sua constituição física, veja em qual das categorias a seguir você se enquadra, de acordo com sua altura:

TIPO DE CONSTITUIÇÃO FÍSICA

Muito pequena: até 1,55m
Pequena: de 1,56m a 1,67m
Média: de 1,68m a 1,79m
Grande: mais de 1,80m

NECESSIDADE DIÁRIA DE PROTEÍNA*

Muito pequena: 60-70g
Pequena: 70-80g
Média: 80-90g
Grande: 90-100g

Consulte as opções apropriadas de cardápios ricos em proteína e pobres em carboidrato do Saúde Total a partir da página 113 com base na sua constituição física.

COMO USAR AS OPÇÕES DE CARDÁPIO DO SAÚDE TOTAL

A escolha do momento oportuno é essencial

Você se lembra da idéia de que o alimento é uma droga? Um segredo para usar as drogas de maneira eficaz é tomar seu remédio em intervalos regulares para manter o nível de dosagem estável. O mesmo princípio se aplica ao programa Saúde Total.

A chave para regular o nível de açúcar em seu sangue e queimar gordura corporal é comer a cada três e meia ou quatro horas. Esse intervalo otimiza o metabolismo e a regulação do açúcar no sangue. Por isso, faço meus pacientes seguirem uma rotina de café-da-manhã às 8h,

---

* Se você se exercita três vezes ou mais por semana, acrescente 10g diários de proteína.

ALÉM DE ATKINS

almoço por volta do meio-dia, lanche em torno das 15h30, jantar por volta das 19h e um lanche opcional antes de dormir, perto das 23h.

Eis como suas necessidades diárias de proteína e carboidrato devem ser divididas ao longo do dia:

• Se você está com peso e gordura corporal ideais, pode comer a proporção de uma proteína para cada carboidrato a fim de manter seu peso. Por exemplo, se sua constituição física é grande, sua necessidade diária é de aproximadamente 100g de proteína para 100g de carboidrato.

• Se quer fazer seu corpo queimar gordura com uma perda de peso moderada de 1 a 1,5kg por semana, cerca de 5kg por mês, deve se limitar a 40g de carboidrato por dia, embora ainda mantenha a ingestão de 100g de proteína por dia.

Portanto, para queimar gordura ou perder peso você deve ingerir os 100g de proteína ao longo do dia nos horários sugeridos – a cada três e meia ou quatro horas. Assim, você consumiria 28g de proteína no café-da-manhã, no almoço e no jantar, e sete a 10g nos dois lanches. Também poderia dividir os 40g de carboidrato ao longo do dia ingerindo 10g no café-da-manhã, no almoço e no jantar, e 5g nos dois lanches.

Para evitar emagrecer muito rápido — e seus possíveis efeitos colaterais desagradáveis — e manter um ritmo saudável de perda de peso, faço todos os meus pacientes começarem com 40g de carboidrato por dia.

Se você optou pelos cardápios personalizados do Saúde Total ricos em proteínas e pobres em carboidratos e tem uma constituição física grande, pode esperar perder de um a 2kg na primeira semana, ou quatro a 5kg por mês. Se você tem pouco peso a perder ou uma constituição física muito pequena, pode esperar perder de 500g a 1kg por semana, ou três a 4kg por mês.

Se passar por um período de pouca ou nenhuma perda de peso, seu cardápio personalizado deverá ser ajustado para "impulsionar" o emagrecimento. Caso esteja em um desses platôs, simplesmente corte pela metade a ingestão de carboidrato em cada refeição. Se isso não adiantar, pense em seguir as "12 dicas para sair de um platô de perda de peso".

12 dicas para sair de um platô de perda de peso

1. FIQUE ATENTO ÀS FONTES INSUSPEITADAS DE CARBOIDRATOS: Não se esqueça dos chicletes, das pastilhas para tosse e dos purificadores de hálito. Muitas vezes nos esquecemos de que 1 a 2g de carboidrato por tablete de chiclete purificador de hálito, por exemplo, podem fazer diferença no final do dia.

2. CERTIFIQUE-SE DE ESTAR INGERINDO PROTEÍNA SUFICIENTE EM CADA REFEIÇÃO: Talvez você não esteja. Lembre-se de satisfazer sua necessidade diária de proteína baseada em sua constituição física, como recomenda o programa Saúde Total.

3. CERTIFIQUE-SE DE ESTAR COMENDO NOS HORÁRIOS ESTIPULADOS: Comer em intervalos regulares lhe fornecerá energia constantemente sem o impacto da insulina. Lembre-se de comer a cada três e meia ou quatro horas, e não pule refeições ou lanches! Quando você não come, seu corpo entra em modo de preservação e você pára de perder peso.

4. REDUZA A INGESTÃO DE CARBOIDRATO: Talvez no começo você precise reduzir ainda mais a ingestão de carboidrato, se seu corpo for resistente à perda de peso.

5. FAÇA MAIS EXERCÍCIOS: As recomendações na Parte IV, sobre exercícios, o ajudarão a perder mais peso.

6. LEIA OS RÓTULOS DE SUAS VITAMINAS: Certos compostos de vitaminas podem conter carboidrato. Misturas coloidais ou minerais líquidas, freqüentemente, incluem uma fórmula de suco que contém açúcares. Não deixe de verificar a quantidade de carboidrato nos rótulos.

7. EVITE O CONSUMO EXCESSIVO DE BEBIDAS ALCOÓLICAS: Embora eu recomende bebidas destiladas ou de alta graduação alcoólica, em vez de cerveja e vinho, devido ao seu conteúdo zero

de carboidrato, ainda assim elas contêm calorias. O consumo excessivo de álcool pode estimular a resposta insulínica, desacelerando a perda de peso. Lembre-se de consumir álcool com moderação.

8. FIQUE ATENTO AOS MEDICAMENTOS: Vários tipos diferentes de medicamentos, dos usados para terapia de reposição hormonal aos antidepressivos produtores de serotonina, como o Prozac e outros, podem causar ganho de peso. Eis alguns medicamentos também na lista de ganho de peso: pílulas anticoncepcionais, diuréticos, anti-histamínicos, antiinflamatórios, remédios para abaixar o açúcar no sangue e antibióticos.

9. EVITE A INGESTÃO EXCESSIVA DE SÓDIO: Verifique o conteúdo de sódio nos rótulos dos alimentos e evite o uso excessivo de sal, que pode causar retenção de líquidos.

10. CONTROLE AS PORÇÕES: Você pode estar consumindo proteína demais em cada refeição, ou o teor de gordura de suas escolhas protéicas pode estar muito alto. Lembre-se de satisfazer sua necessidade diária de proteína. Embora o carboidrato conte mais, a ingestão calórica ainda é relevante durante a fase de perda de peso.

11. CONSIDERE OS PROBLEMAS DE TIREÓIDE: Se você tem baixa temperatura corpórea, mãos e pés frios, pele seca e unhas e cabelos frágeis, pode ter hipotireoidismo. Peça a seu médico um exame de sangue para excluir a possibilidade de um problema de tireóide.

12. PRESTE ATENÇÃO AO CONSUMO DE PRODUTOS DE BAIXO CARBOIDRATO: Muitos produtos de baixo carboidrato e chocolates adoçados com álcoois de açúcar têm conteúdo zero de carboidrato livre, mas contêm calorias. O consumo excessivo de muitos desses produtos pode levar à desaceleração da perda de peso. Consuma-os com moderação.

Crie suas próprias opções de cardápio personalizado

É fácil criar suas próprias opções de cardápio. Use suas listas de unidades de alimentos com proteína e carboidrato e sua cota de proteína e carboidrato para cada refeição. A quantidade pode ser encontrada em seu cardápio do Saúde Total, de acordo com sua constituição física.

Vejamos, por exemplo, o café-da-manhã para uma constituição física pequena.

CAFÉ-DA-MANHÃ

21g de proteína
10g de carboidrato

Na lista "Unidades de macronutrientes — Escolhas de proteína" (páginas 110-111), você verá que 7g de proteína equivalem a uma unidade. Neste exemplo, sua cota protéica é de 21g. Digamos que sua escolha seja queijo cottage. Quanto pode comer? Se um quarto de xícara equivale a 7g de proteína, você pode comer três unidades ou meia xícara de queijo cottage.

Na lista "Unidades de macronutrientes — Escolhas de carboidrato" (páginas 111-113), você verá que 9g de carboidrato equivalem a uma unidade. Neste exemplo, sua cota é de 10g de carboidrato. Digamos que você escolha abacaxi como seu carboidrato. Quanto pode comer? Se meia xícara de abacaxi equivale a 9g de carboidrato, você pode comer uma unidade, ou meia xícara de abacaxi.

É possível usar a mesma fórmula para criar suas opções de almoço, jantar e lanche. Simplesmente escolha suas entradas protéicas e seus carboidratos favoritos permanecendo nos limites de 21g de proteína e 10g ou menos de carboidrato em cada refeição.

O Saúde Total oferece uma variedade infinita de combinações de proteína e carboidrato. Veja as receitas deste livro ou as mais de 120 receitas disponíveis em www.totalhealthdoc.com, atualizadas todos os meses. Nas primeiras semanas no programa, para sua conveniência, recomendamos que siga as opções de seu cardápio do Saúde Total.

Diário do Saúde Total

Registrar as suas opções de cardápio é outro segredo para o sucesso no programa Saúde Total. Isso o torna responsável por si mesmo dia a dia, permitindo-lhe rever suas escolhas e avaliar periodicamente seu progresso. Trata-se do mesmo registro que uso com meus pacientes na clínica em Thousand Oaks, Califórnia.

Sinta-se à vontade para fazer cópias do Diário Alimentar do Saúde Total, na página a seguir, para registrar suas opções de cardápios.

DATE SEU DIÁRIO
Fileira 1, caixa 1: Escreva o mês.
Fileira 2, caixas 2-8: Escreva o dia da semana e a data.

REGISTRE OS ALIMENTOS: Seja o mais detalhado possível. Seja honesto! Essa ferramenta será útil se você revelar suas vitórias, assim como seus pontos fracos.

VITAMINAS: Confira e marque com "V" a caixa apropriada para manhã ou tarde, dependendo de quando você tomar suas vitaminas.

ÁGUA: Marque uma caixa para cada copo d'água que você beber. Lembre-se de beber pelo menos oito copos d'água por dia.

RENOVE SUA MENTE: Passe um tempo todos os dias cuidando de sua saúde mental. Alguns exemplos seriam continuar a estudar, perseguir uma paixão, usar a criatividade como válvula de escape, ler. Veja na Parte V mais dicas para renovar sua mente.

EXERCÍCIOS: Passe um tempo todos os dias fortalecendo seu corpo. Anote o tipo de exercício executado e a quantidade de tempo gasto.

P = Passivo	Exercício de alongamento, do tipo que você faz sozinho
A = Aeróbico	Exercício contínuo e rítmico, de 20 a 30 minutos, três vezes por semana (por exemplo, caminhar, andar de bicicleta ou nadar)
R = Resistência	Treinamento com pesos ou bandas elásticas

Água	☐☐☐☐ ☐☐☐☐	☐☐☐☐ ☐☐☐☐	☐☐☐☐ ☐☐☐☐	☐☐☐☐ ☐☐☐☐	☐☐☐☐ ☐☐☐☐	☐☐☐☐ ☐☐☐☐	☐☐☐☐ ☐☐☐☐
Renove sua mente							
Exercício P A R tempo							
Manhã vitaminas							
Café-da-manhã							
Almoço							
Lanche							
Jantar							
Lanche							
Tarde vitaminas							

ALÉM DE ATKINS

Veja na Parte IV informações mais detalhadas sobre exercícios passivos, aeróbicos e de resistência.

O que esperar

A primeira semana

Durante a primeira semana no programa Saúde Total você pode sentir que seu nível de energia diminuiu e ter mais crises de fome. Isso é uma reação natural. Seu corpo está aprendendo a funcionar sem o excesso de açúcar com o qual estava acostumado. Em vez de queimar carboidrato para obter energia, seu metabolismo está começando a queimar o açúcar armazenado no fígado e a reserva de gordura.

Você pode sentir tontura e/ou uma leve dor de cabeça, sintomas típicos da privação de açúcar. Depois de dois ou três dias, esses sintomas desaparecerão.

Micção mais freqüente também é algo natural. É provável que seus rins não estejam acostumados a processar oito copos de água por dia. A ingestão adequada de água é importante para prevenir a constipação e ajudar os rins a eliminar na urina os subprodutos naturais do processo de quebra de gordura.

Dependendo de quanto peso você tenha a perder e de sua cota diária de carboidrato, pode queimar de 1 a 2,5kg na primeira semana. Caso isso não aconteça, não fique preocupado. Seus hormônios metabólicos podem precisar de mais tempo para se ajustar.

Muitas pessoas dizem que experimentaram um aumento substancial de energia e acuidade mental no final da primeira semana.

NOTA: Muitas vezes, as mulheres não perdem peso antes do período menstrual e durante a menstruação. Isso é natural e se deve à maior retenção de líquidos.

A segunda semana

Perto da segunda semana, a dor de cabeça, ou tontura, deve ser substituída por um grande aumento de energia. As crises de fome também devem cessar.

Combinações sugeridas de proteína e carboidrato

• CARNE OU FRANGO PASSADO RAPIDAMENTE NO ÓLEO QUENTE com vegetais é uma forma saborosa de combinar proteína e carboidrato em um prato único e fácil. Tempere com molho teriyaki ou seu molho favorito.

• FAJITAS DE FRANGO OU FILÉ são outra boa opção. Você pode acrescentar guacamole e creme azedo desde que inclua o guacamole em sua cota de carboidrato. Fique longe dos salgadinhos e das tortilhas.

• SALADA CAESAR DE FRANGO, SALADA CHINESA DE FRANGO E SALADA COBB são três outras boas combinações, especialmente ao comer fora. Só não se esqueça de pedir o molho à parte, e não abuse demais.

• COZINHA JAPONESA: Escolha sashimi ou teriyaki de frango, ou carne em vez de sushi, que contém arroz. Você também pode escolher sopa missô e salada de pepino ou alface com sua entrada protéica.

• OUTRAS COZINHAS ORIENTAIS: Combinações de proteína e carboidrato, como carne bovina com brócolis, frango com amêndoas ou camarão com vegetais, são boas escolhas. Sopa de ovo com milho e sopa chinesa ácida e picante também são. Lembre-se de usar a técnica da aproximação (a porção de proteína deve ser do tamanho da palma de sua mão) para determinar suas porções, e fique longe do arroz, das massas e dos biscoitos da sorte!

QUANDO VOCÊ ATINGE SEU PESO-ALVO

Quando está com o peso e a gordura corporal ideais, pode comer a proporção de uma proteína para um carboidrato a fim de manter a forma.

Nesse ponto, pode também reintroduzir alguns dos tipos de carboidrato "desfavorável" ou "de alto índice glicêmico". Eles incluem o arroz, as massas, batatas etc.

Eis um exemplo: Digamos que você tenha uma constituição física grande e possa ingerir 28g de proteína em cada refeição e 10g de carboidrato na forma de frutas e vegetais ricos em fibras durante a fase de perda de peso. Agora que atingiu seu peso-alvo e pode consumir a proporção de uma proteína para um carboidrato, poderia ingerir cerca de 28g de proteína para 27g de carboidrato. Poderia pensar em se permitir algumas das escolhas de carboidrato "desfavorável" como parte de sua cota total de carboidrato, como é descrito em linhas gerais no exemplo a seguir.

• *Proteína (28g)*: FRANGO (115 A 170G), CARNE BOVINA (115 A 170G), CARNE DE PORCO (115 A 170G), PEIXE (170G) OU SUA PROTEÍNA FAVORITA.

• *Carboidrato (27g)*: VEGETAIS FAVORITOS e/ou SALADA VERDE: escolha três unidades (27g de carboidrato) de seu vegetal favorito. Você pode combinar várias opções de carboidrato diferentes desde que o total de gramas ingerido seja equivalente a três unidades (27g). Exemplo: ¼ de xícara de massas ou arroz mais 1 xícara de brócolis.

AVISO: Não caia novamente na armadilha de ingerir muito carboidrato "desfavorável", de alto índice glicêmico. Ainda queremos que, na maioria das vezes, escolha o de baixo índice glicêmico, na forma de frutas e vegetais ricos em fibras.

LISTAS DE UNIDADES DE MACRONUTRIENTES

As listas de proteína e carboidrato a seguir são oferecidas para ajudá-lo a criar seu plano personalizado de refeições. Simplesmente, faça suas escolhas favoritas de proteína e carboidrato. Lembre-se de usar, sempre que possível, as classificadas como "Melhores escolhas" — a proteína com menor teor de gordura.

Todos os vegetais e todas as frutas na parte "Escolhas de carboidrato" têm baixo índice glicêmico. Isso significa que não causam um aumento súbito no nível de açúcar no sangue.

UNIDADES DE MACRONUTRIENTES
Escolhas de proteína
(APROXIMADAMENTE 7G DE PROTEÍNA POR UNIDADE)

Carne e aves

Melhores escolhas

Peito de frango embutido, 45g
Peito de frango sem pele, 30g
Peito de peru embutido, 45g
Peito de peru sem pele, 30g
Vitela, 30g

Boas escolhas

Bacon canadense magro, 30g
Bacon de peru, 3 tiras
Carne bovina magra, 30g
Carne bovina moída (10 a 15%), 45g
Carne de porco magra, 30g
Carne-seca de peru, 30g
Carne-seca em tiras, 30g
Cordeiro magro, 30g
Costeleta de porco, 30g
Frango de carne escura sem pele, 30g
Hambúrguer de peru, 30g
Pato, 45g
Pernil magro, 30g
Peru de carne escura sem pele, 30g
Presunto embutido, 30g
Salsicha de peru, 30g

Escolhas ruins

Bacon, 3 tiras

Cachorro-quente (de carne bovina ou suína), 1 salsicha
Cachorro-quente (de frango ou peru), 1 salsicha
Carne bovina gorda, 30g
Carne bovina moída (mais de 15%), 45g
Fígado bovino, 30g
Fígado de frango, 30g
Pepperoni, 30g
Salame, 30g
Salsicha de porco, 2 unidades

Laticínios ricos em proteínas

Melhores escolhas

Queijo cottage de baixa gordura, ¼ de xícara
Queijo cottage sem gordura, ¼ de xícara
Queijo sem gordura, 30g

Boas escolhas

Cream cheese com gordura reduzida, 90g
Queijo com gordura reduzida, 30g
Queijo muçarela desnatado, 30g
Queijo ricota desnatado, 60g

Escolhas ruins

Queijo duro, 30g

Peixes e frutos do mar

Melhores escolhas

Atum, 45g
Atum em lata conservado em
água, 30g
Bagre, 45g
Camarão, 45g
Caranguejo, 45g
Cavalinha, 45g
Enchova, 45g
Hadoque, 45g
Halibute, 45g
Lagosta, 45g
Lula, 45g
Mariscos, 45g
Peixe-espada, 45g
Robalo, 45g
Salmão, 45g
Sardinha, 45g
Truta, 45g
Vermelho, 45g
Vieiras, 45g

Ovos

Melhores escolhas

Clara de ovo, 2 unidades
Substituto do ovo, ¼ de xícara

Escolhas ruins

Ovo inteiro, 1

Vegetariano

Melhores escolhas

Cachorro-quente (de soja),
1 salsicha
Hambúrguer de soja, ½ unidade
Proteína em pó, 10g
Salsicha de soja, 2 unidades
Tofu firme ou extrafirme, 30g
Tofu macio, 90g

Alimentos mistos de proteína-carboidrato
(contêm uma unidade de
proteína = 7g e uma unidade
de carboidrato = 9g)

Iogurte natural, ½ xícara
Leite (1%), 1 xícara
Manteiga de amêndoa (natural),
2 colheres (sopa)
Manteiga de amendoim (natural),
2 colheres (sopa)
Nozes (qualquer tipo), 30g

UNIDADES DE MACRONUTRIENTES
Escolhas de carboidrato
(APROXIMADAMENTE 9G DE CARBOIDRATO POR UNIDADE)

Vegetais

Vegetais cozidos

Abóbora-amarela, 1 xícara

Abobrinha, 1 xícara
Acelga, 1 xícara
Alcachofra, 1 unidade pequena
Alho-poró (picado), ⅓ de xícara

Aspargo, 1 xícara (12 hastes)
Beringela, 1 ½ xícara
Brócolis, 1 xícara
Cebola cozida, 1 xícara
Chucrute, 1 xícara
Cogumelo, 1 xícara
Couve, 1 xícara
Couve-de-bruxelas, 1 xícara
Couve-flor, 1 ½ xícara
Couve galega, 1 xícara
Feijão caupi ou feijão-branco,
    1 xícara
Feijão-preto enlatado, ½ xícara
Folhas de nabo, 1 ½ xícara
Grão-de-bico, 1 xícara
Lentilha, ⅓ de xícara
Nabo em purê, 1 xícara
Quiabo fatiado, 1 xícara
Repolho, 1 ½ xícara

Vegetais crus

Abacate, 1 unidade média
Aipo (em talos), 4 unidades
Aipo (fatiado), 2 xícaras
Alface americana, 1 unidade
Alface romana (picada), 3 xícaras
Brócolis, 2 xícaras
Broto de alfafa, 3 xícaras
Broto de feijão, 3 xícaras
Castanhas-d'água, ½ xícara
Cebola (picada), 1 xícara
Couve-flor, 2 xícaras
Endívia (picada), 5 xícaras
Ervilha branca, 1 xícara
Escarola (picada), 5 xícaras
Espinafre, 4 xícaras
Hummus, ⅓ de xícara
Pepino, 1 unidade

Pepino (fatiado), 3 xícaras
Pimentão verde, 2 unidades
Pimentão verde (picado), 1 ½
    xícara
Rabanete (fatiado), 1 xícara
Repolho (em tiras), 2 xícaras
Salada crua de espinafre
    (2 xícaras de espinafre, ¼ de
    xícara de cebola, ½ xícara
    de cogumelo e ¼ de xícara de
    tomate)
Salada mista crua (2 xícaras de
    alface em tiras, ½ xícara
    de pimentão verde, ½ xícara de
    pepino e ½ xícara de tomates)
Salsa, ½ xícara
Tomate, 2 unidades
Tomate (picado), 1 xícara

Frutas (frescas, congeladas ou enlatadas)

Abacaxi (em cubos), ½ xícara
Ameixa, 1 unidade
Amora, ½ xícara
Bemberry, ½ xícara
Cereja, 7 unidades
Damasco, 3 unidades
Framboesa, ⅔ de xícara
Grapefruit, ½ unidade
Kiwi, 1 unidade
Laranja, ½ unidade
Limão, 1 unidade
Limão Taiti, 1 unidade
Maçã, ½ unidade
Maçã em purê, ⅓ de xícara
Melancia (em cubos), ½ xícara
Melão rosa, ¼ de unidade

Morango, 1 xícara
Nectarina, ½ unidade
Pêra, ⅓ de unidade
Pêssego em calda light, ½ xícara
Salada de frutas com calda light, ½ xícara
Tangerina, 1 unidade
Uva, ½ xícara

Grãos e pães

Arroz, ¼ de xícara

Bagel, ⅓ de unidade
Farinha de aveia de cozimento lento, ⅓ de xícara (cozida) ou 15g (seca)
Massas, ¼ de xícara
Muffin, ½ unidade
Pão, ½ fatia
Pão de hambúrguer, ½ unidade
Tortilha de farinha (20cm), ½ unidade
Tortilha de milho (15cm), 1 unidade

OPÇÕES DO SAÚDE TOTAL DE CARDÁPIO RICO EM PROTEÍNA E POBRE EM CARBOIDRATO

Constituição física muito pequena
(60-70G DE PROTEÍNA POR DIA)

Perda de peso moderada
(40G DE CARBOIDRATO POR DIA)

CAFÉ-DA-MANHÃ (8h)
14g de proteína
10g de carboidrato

OPÇÃO 1

Proteína
½ xícara de queijo cottage de baixa gordura (2%) ou sem gordura.

Carboidrato
Fruta favorita: Escolha 1 unidade (9g de carboidrato) de sua fruta favorita na lista "Unidades de macronutrientes" (página 110).

Opção 2

Proteína
Omelete (feita com 2 ovos brancos ou ¼ de xícara de substituto de ovo) com *30g de queijo ou 30g de carne.* (Se não quiser carne, substitua por 1 ovo branco extra, ¼ de xícara de substituto de ovo ou 30g de queijo.) Você pode acrescentar carboidrato da lista "Unidades de macronutrientes" (página 110), como cogumelos, cebola, salsa e abacate, mas deve contá-los como parte de sua ingestão total de carboidrato.

Carboidrato
Fruta favorita: Escolha 1 unidade (9g de carboidrato) de sua fruta favorita ou outro carboidrato na lista "Unidades de macronutrientes". Exemplos: ½ maçã, 1 tomate, ⅓ de bagel, ½ Muffin, 1 tortilha de baixo carboidrato, 1 fatia de torrada (pão de baixo carboidrato).

Opção 3

Proteína
Escolha um dos seguintes itens: 2 bastões de queijo, 60g de queijo (gordura reduzida), *60g de frios magros ou 60g de carne-seca de peru* (baixo sódio).

Carboidrato
Fruta favorita: Escolha 1 unidade (9g de carboidrato) de sua fruta favorita na lista "Unidades de macronutrientes".

Opção 4

Escolha um dos seguintes itens: 1 bastão de queijo, 30g de queijo (gordura reduzida), *30g de frios magros ou 30g de carne-seca de peru em tiras* (baixo sódio).

Carboidrato e proteína
½ barra de proteína 40-30-30 ou 1 barra de proteína. Não acrescente queijo se a proporção de proteína for a adequada (14g de proteína para 10g ou menos de carboidrato).

ALÉM DE ATKINS

Opção 5

Proteína
Escolha um dos seguintes itens: 2 bastões de queijo, 60g de queijo (gordura reduzida), *60g de frios magros, 60g de carne-seca de peru em tiras* (baixo sódio) *ou 1 concha de proteína em pó (14g de proteína) para misturar com iogurte.*

Carboidrato e proteína
¼ de xícara de iogurte light (qualquer sabor) *ou ½ xícara de iogurte natural*

Opção 6 (opção de fast-food)

Sanduíche: Sanduíche com 1 ovo e queijo ou carne (aberto)
Burrito: 1 burrito de ovo e queijo (½ tortilha)

Opção 7

Escolha um dos seguintes itens: ⅓ de bagel, ½ Muffin, 1 tortilha de baixo carboidrato ou 1 fatia de torrada (pão de baixo carboidrato) *com um dos seguintes complementos: 60g de cream cheese e/ou salmão defumado, 1 colher (sopa) de manteiga de amendoim natural ou outra manteiga de noz com um bastão de queijo, 30g de queijo* (gordura reduzida) *ou 30g de frios magros.*

Opção 8

⅓ de xícara de farinha de aveia com 1 concha de proteína em pó ou omelete (feita com 2 claras de ovos ou ¼ de xícara de substituto do ovo).

Opção 9

1 barra de proteína ou shake como substituto de refeição (14g de proteína para 10g ou menos de carboidrato). Se você mesmo fizer seu shake substituto de refeição com proteína em pó, acrescente leite ou água. Lembre-se de que 250mL de leite contêm cerca de 7g de proteína e 9g de carboidrato. Portanto, você precisará computar em seus cálculos a proteína e o carboidrato no leite.

ALMOÇO (12h) e JANTAR (19h)
14g de proteína
10g de carboidrato

OPÇÃO 1

Proteína
Frango (60-90g), carne bovina (60-90g), carne de porco (60-90g, peixe (90-115g) ou escolha sua proteína favorita na lista de "Unidades de macronutrientes". Você pode acrescentar aproximadamente 1 colher (sopa) de seu molho (barbecue ou teriyaki) e temperos favoritos.

Carboidrato
Vegetais favoritos e/ou salada verde: Escolha 1 unidade (9g de carboidrato) de seus vegetais favoritos na lista "Unidades de macronutrientes". Você pode combinar vários vegetais diferentes desde que o total de gramas de carboidrato seja equivalente a 1 unidade (9g). Exemplo: 1 xícara de couve-flor e ½ xícara de brócolis.

Veja em "Dicas de preparação de alimentos" (página 93) recomendações sobre manteiga e molhos para salada.

OPÇÃO 2

Proteína
Atum (60-90g), frango (60-90g), salada de ovo (60-90g) (com maionese com gordura reduzida) *ou frios magros (60-90g).* Você também pode acrescentar queijo, alface, tomate, cebola, picles ou suas guarnições favoritas, desde que considere seu conteúdo de proteína e carboidrato.

Carboidrato
Escolha um dos seguintes itens: 1 porção de salada mista pequena de alface, 1 tomate, 1 abacate médio, ⅛ de bagel, ½ Muffin, 1 tortilha de baixo carboidrato ou 1 fatia de pão de baixo carboidrato. Você pode acrescentar maionese e mostarda a gosto.

ALÉM DE ATKINS

Opção 3 (opções de fast-food)

Saladas frescas: 1 porção de salada com sua proteína favorita (com molho e sem *croutons*).
Burrito de carne ou frango: 1 burrito (sem tortilha ou com ½ tortilha sem arroz e feijão). Guacamole, salsa e creme azedo podem ser consumidos em quantidades moderadas.
Soft taco de carne ou frango: 1 unidade (½ tortilha).
Sanduíche de embutido: 1 sanduíche com o embutido de carne de sua escolha ou queijo (aberto ou enrolado em alface).
Sanduíche de frango grelhado: 1 sanduíche de frango grelhado (aberto ou enrolado em alface).
Frango assado no espeto ou grelhado: 1 coxa, perna ou peito de frango com 1 porção de salada de repolho cru.
Hambúrguer: 115g de hambúrguer ou cheeseburger (aberto ou enrolado em alface).
Pizza: 2 fatias (não coma a crosta, somente a cobertura: queijo, carnes magras).

Você manterá, naturalmente, uma dieta de baixa gordura usando as opções listadas em "Melhores escolhas" na lista "Unidades de macronutrientes".

LANCHE (às 15h30 e, opcionalmente, às 23h)
7g de proteína
5g de carboidrato

Opção 1

1 talo de aipo recheado com 1 colher (sopa) de manteiga de amendoim natural ou outra manteiga de noz ou 60g de cream cheese (gordura reduzida).

Opção 2

Escolha um dos seguintes itens: 1 bastão de queijo, 30g de queijo (gordura reduzida) ou *30g de frios magros* com sua *fruta favorita* – escolha ½ unidade (4,5g de carboidrato) na lista "Unidades de macronutrientes".

Opção 3

¼ de xícara de nozes (qualquer tipo)

Opção 4

200 a 250mL de café com leite quente ou gelado (1 ou 2% de leite, sem açúcar). Acrescente uma dose de xarope com sabor e livre de açúcar, se disponível. Você também pode bater seu café com leite no liquidificador e tomá-lo gelado. Algumas lojas de café têm esse tipo de bebida gelada pronta.

Opção 5

1 copo de leite de 120 a 200mL (desnatado, 1 ou 2%).

Opção 6

½ xícara de iogurte light (qualquer sabor) *ou ½ xícara de iogurte natural* (você pode acrescentar seu xarope livre de açúcar preferido). Pode também escolher um iogurte de baixo carboidrato/laticínio (aproximadamente 7g de proteína para 5g de carboidrato).

Opção 7

½ barra de proteína (aproximadamente 7g de proteína para 5g de carboidrato).

Opção 8

Escolha um dos seguintes itens: 1 copo de vinho de 120 a 200mL (tinto ou branco seco) *ou 1 cerveja light com 1 bastão de queijo, 30g de queijo* (gordura reduzida), *30g de frios magros ou 30g de carne-seca de peru em tiras* (baixo sódio).

Opção 9

1 ovo cozido.

Opção 10

¼ de xícara de sorvete (qualquer marca ou sabor) *com 30g de queijo* (gordura reduzida) *ou ¼ de xícara de sorvete de baixo carboidrato sem queijo* (aproximadamente 7g de proteína para 5g de carboidrato).

LANCHES "LIVRES"

Gelatina e picolé caseiros sem açúcar (com suco light ou refrigerante diet) são os únicos lanches *livres* aceitáveis. Você pode acrescentar à gelatina um pouco de creme chantilly com gordura reduzida.

Também pode acrescentar algumas *barras de chocolate diet de baixo carboidrato* ou *balas* com zero carboidrato para satisfazer a um desejo ocasional de comer doces, mas não em quantidade ilimitada, porque eles contêm calorias, álcoois de açúcar e gordura. Veja no Apêndice B as marcas dos produtos de baixo carboidrato de melhor qualidade e mais saborosos disponíveis no mercado.

Constituição física pequena
(70-80G DE PROTEÍNA POR DIA)

Perda de peso moderada
(40G DE CARBOIDRATO POR DIA)

CAFÉ-DA-MANHÃ (8h)
21g de proteína
10g de carboidrato

Opção 1

Proteína
¾ de xícara de queijo cottage de baixa gordura (2%) *ou sem gordura.*

Carboidrato
Fruta favorita: Escolha 1 unidade (9g de carboidrato) de sua fruta favorita na lista "Unidades de macronutrientes".

Opção 2

Proteína
Omelete (feita com 2 ovos brancos ou ¼ de xícara de substituto de ovo) com *30g de queijo e 30g de carne.* (Se não quiser carne, substitua por 1 ovo branco extra, ¼ de xícara de substituto de ovo ou 30g de queijo.) Você pode acrescentar carboidratos da lista "Unidades de macronutrientes", como cogumelos, cebola, salsa e abacate, mas deve incluí-los como parte de sua ingestão total de carboidrato.

Carboidrato
Fruta favorita: Escolha 1 unidade (9g de carboidrato) de sua fruta favorita ou outro carboidrato na lista "Unidades de macronutrientes". Exemplos: ½ maçã, 1 tomate, ⅓ de bagel, ½ Muffin, 1 tortilha de baixo carboidrato, 1 fatia de torrada (pão de baixo carboidrato).

Opção 3

Proteína
Escolha um dos seguintes itens: 3 bastões de queijo, 90g de queijo (gordura reduzida), *90g de frios magros ou 90g de carne-seca de peru em tiras* (baixo sódio).

Carboidrato
Fruta favorita: Escolha 1 unidade (9g de carboidrato) de sua fruta favorita na lista "Unidades de macronutrientes".

Opção 4

Escolha um dos seguintes itens: 2 bastões de queijo, 60g de queijo (gordura reduzida)*, 60g de frios magros ou 60g de carne-seca de peru em tiras* (baixo sódio).

Carboidrato e proteína
½ barra de proteína 40-30-30 ou 1 barra de proteína. Não acrescente queijo se a proporção de proteína for adequada (21g de proteína para 10g ou menos de carboidrato).

Opção 5

Proteína
Escolha um dos seguintes itens: 3 bastões de queijo, 90g de queijo (gordura reduzida), 90g de frios magros, 90g de carne-seca de peru (baixo sódio) ou 1 ½ concha de proteína em pó (21g de proteína) para misturar com iogurte.

Carboidrato e proteína
¼ de xícara de iogurte light (qualquer sabor) *ou ½ xícara de iogurte natural.*

Opção 6 (opção de fast-food)

Sanduíche: Sanduíche com 1 ovo, queijo e carne (aberto).
Burrito: 1 burrito de ovo e queijo (½ tortilha).

Opção 7

Escolha um dos seguintes itens: ⅓ de bagel, ½ Muffin, 1 tortilha de baixo carboidrato ou 1 fatia de torrada (pão de baixo carboidrato) com um dos seguintes complementos: 90g de cream cheese e/ou salmão defumado, 1 colher (sopa) de manteiga de amendoim natural ou outra manteiga de noz com um bastão de queijo, 60g de queijo (gordura reduzida) ou 60g de frios magros.

Opção 8

⅓ de xícara de farinha de aveia com 1 concha de proteína em pó ou omelete (feita com 2 claras de ovos *ou* ¼ de xícara de substituto do ovo).

Opção 9

1 barra de proteína ou shake como substituto de refeição (21g de proteína para 10g ou menos de carboidrato). Se você mesmo fizer seu shake com proteína em pó, acrescente leite ou água. Lembre-se de que 250mL de leite contêm cerca de 7g de proteína e 9g de carboidrato. Portanto, você precisará computar em seus cálculos a proteína e o carboidrato no leite.

ALMOÇO (12h) e JANTAR (19h)
21g de proteína
10g de carboidrato

Opção 1

Proteína
Frango (90-115g), carne bovina (90-115g), carne de porco (90-115g), peixe (130g) ou sua proteína favorita na lista "Unidades de macronutrientes". Você pode acrescentar aproximadamente 1 colher (sopa) de seu molho favorito (barbecue ou teriyaki) e seus temperos favoritos.

Carboidrato
Vegetais favoritos e/ou salada verde: escolha 1 unidade (9g de carboidrato) de seus vegetais favoritos na lista "Unidades de macronutrientes". Você pode combinar vegetais diferentes desde que o total de gramas de carboidrato seja equivalente a 1 unidade (9g). Exemplo: 1 xícara de couve-flor e ½ xícara de brócolis.

Veja em "Dicas de preparação de alimentos" recomendações sobre o uso de manteiga e molhos de salada.

Opção 2

Proteína
Atum (90-115g), frango (90-115g) ou salada de ovo (90-115g) (com maionese com gordura reduzida) *ou frios magros (90-115g).* Você também pode acrescentar queijo, alface, tomate, cebola, picles ou suas guarnições favoritas, desde que conte o seu conteúdo de proteína e carboidrato.

Carboidrato
Escolha um dos seguintes itens: 1 porção pequena de salada mista de alface, 1 tomate, 1 abacate de tamanho médio, ⅛ de bagel, ½ Muffin, 1 tortilha de baixo carboidrato ou 1 fatia de pão de baixo carboidrato. Você pode acrescentar maionese e mostarda a gosto.

Opção 3 (Opções de Fast-Food)

Saladas frescas: 1 porção de salada com sua proteína favorita (com molho e sem croutons).

Burrito de carne ou frango: 1 burrito (sem tortilha ou com ½ tortilha sem arroz e feijão). Guacamole, salsa e creme azedo podem ser consumidos em quantidades moderadas.

Soft taco de carne ou frango: 1 soft taco (½ tortilha).

Sanduíche: 1 sanduíche com sua carne ou queijo favorito (aberto ou enrolado em alface).

Sanduíche de frango grelhado: 1 sanduíche de frango grelhado (aberto ou enrolado em alface).

Frango assado no espeto ou grelhado: 1 coxa, perna ou peito de frango com 1 porção de salada de repolho cru.

Hambúrguer: 115g de hambúrguer ou cheeseburger (aberto ou enrolado em alface).

Pizza: 2 fatias (não coma a crosta, somente a cobertura: queijo, carnes magras).

Você manterá, naturalmente, uma dieta de baixa gordura usando as opções listadas em "Melhores escolhas" na lista "Unidades de macronutrientes".

LANCHE (às 15h30 e, opcionalmente, às 23h)
7g de proteína
5g de carboidrato

Opção 1

1 talo de aipo recheado com 1 colher (sopa) de manteiga de amendoim natural ou outra manteiga de noz ou 60g de cream cheese (gordura reduzida).

Opção 2

Escolha um dos seguintes itens: 1 bastão de queijo, 30g de queijo (gordura reduzida) *ou 30g de frios magros com sua fruta favorita –* escolha ½ unidade (4,5g de carboidrato) na lista "Unidades de macronutrientes".

Opção 3

¼ *de xícara de nozes* (qualquer tipo).

Opção 4

200 a 250mL de café com leite quente ou gelado (1 ou 2% de leite, sem açúcar). Acrescente uma dose de xarope com sabor e livre de açúcar, se disponível. Você também pode bater seu café com leite no liquidificador e tomá-lo gelado. Algumas lojas de café já têm esse tipo de bebida gelada pronta.

Opção 5

1 copo de leite de 120 a 200mL (desnatado, 1 ou 2%).

Opção 6

½ *xícara de iogurte light* (qualquer sabor) *ou* ½ *xícara de iogurte natural* (você pode acrescentar seu xarope livre de açúcar preferido). Pode também escolher um iogurte de baixo carboidrato/laticínio (aproximadamente 7g de proteína para 5g de carboidrato).

Opção 7

Barra de proteína (aproximadamente 7g de proteína para 5g de carboidrato).

Opção 8

Escolha um dos seguintes itens: 1 copo de vinho de 120 a 200mL (tinto ou branco seco) *ou 1 cerveja light com um dos seguintes acompanhamentos: 1 bastão de queijo, 30g de queijo* (gordura reduzida), *30g de frios magros ou 30g de carne-seca de peru* (baixo sódio).

Opção 9

1 ovo cozido.

Opção 10

¼ de xícara de sorvete (qualquer marca ou sabor) *com 30g de queijo* (gordura reduzida) *ou ¼ de xícara de sorvete de baixo carboidrato sem queijo* (aproximadamente 7g de proteína para 5g de carboidrato).

LANCHES "LIVRES"

Gelatina e picolés caseiros sem açúcar (com suco light ou refrigerante diet) são os únicos lanches *livres* aceitáveis. Você pode acrescentar à gelatina um pouco de creme chantilly com gordura reduzida.

Também pode acrescentar algumas *barras de chocolate diet de baixo carboidrato ou balas* com zero carboidrato para satisfazer a um desejo ocasional de comer doces, mas não em quantidade ilimitada, porque eles contêm calorias, álcoois de açúcar e gordura. Veja no Apêndice B as marcas dos produtos de baixo carboidrato de melhor qualidade e mais saborosos disponíveis no mercado.

Constituição física média
(70-80G DE PROTEÍNA POR DIA)

Perda de peso moderada
(40G DE CARBOIDRATO POR DIA)

CAFÉ-DA-MANHÃ (8h)
21g de proteína
10g de carboidrato

Opção 1

Proteína
¾ de xícara de queijo cottage de baixa gordura (2%) ou sem gordura.

Carboidrato
Fruta favorita: escolha 1 unidade (9g de carboidrato) de sua fruta favorita na lista "Unidades de macronutrientes".

OPÇÃO 2

Proteína
Omelete (feita com 2 ovos brancos ou ¼ de xícara de substituto de ovo) com *30g de queijo e 30g de carne.* (Se não quiser carne, substitua por 1 ovo branco extra, ¼ de xícara de substituto de ovo ou 30g de queijo.) Você pode acrescentar carboidratos da lista "Unidades de macronutrientes", como cogumelos, cebola, salsa e abacate, mas deve considerá-los parte de sua ingestão total de carboidratos.

Carboidrato
Fruta favorita: escolha 1 unidade (9g de carboidrato) de sua fruta favorita ou outro carboidrato na lista "Unidades de macronutrientes". Exemplos: ½ maçã, 1 tomate, ⅛ de bagel, ½ Muffin, 1 tortilha de baixo carboidrato, 1 fatia de torrada (pão de baixo carboidrato).

OPÇÃO 3

Proteína
Escolha um dos seguintes itens: 3 bastões de queijo, 90g de queijo (gordura reduzida), *90g de frios magros ou 90g de carne-seca de peru em tiras* (baixo sódio).

Carboidrato
Fruta favorita: escolha 1 unidade (9g de carboidrato) de sua fruta favorita na lista "Unidades de macronutrientes".

OPÇÃO 4

Escolha um dos seguintes itens: 2 bastões de queijo, 60g de queijo (gordura reduzida), *60g de frios magros ou 60g de carne-seca de peru* (baixo sódio).

Carboidrato e proteína
½ barra de proteína 40-30-30 ou 1 barra de proteína. Não acrescente queijo se a proporção de proteína for adequada (14g de proteína para 10g ou menos de carboidrato).

ALÉM DE ATKINS

Opção 5

Proteína
Escolha um dos seguintes itens: 3 bastões de queijo, 90g de queijo (gordura reduzida), *90g de frios magros, 90g de carne-seca de peru* (baixo sódio) *ou 1 ½ concha de proteína em pó* (21g de proteína) *para misturar com iogurte.*

Carboidrato e proteína
¼ de xícara de iogurte light (qualquer sabor) *ou ½ xícara de iogurte natural.*

Opção 6 (opção de fast-food)

Sanduíche: sanduíche com 1 ovo, queijo e carne (aberto).
Burrito: 1 burrito de ovo e queijo (½ tortilha).

Opção 7

Escolha um dos seguintes itens: ⅓ de bagel, ½ Muffin, 1 tortilha de baixo carboidrato ou 1 fatia de torrada (pão de baixo carboidrato) *com um dos seguintes complementos: 90g de cream cheese e/ou salmão defumado, 1 colher (sopa) de manteiga de amendoim natural ou outra manteiga de noz com bastão de queijo, 60g de queijo* (gordura reduzida) *ou 60g de frios magros.*

Opção 8

⅓ de xícara de farinha de aveia com 1 concha de pó de proteína ou omelete (feita com 2 claras de ovos *ou* ¼ de xícara de substituto do ovo).

Opção 9

1 barra de proteína ou shake como substituto de refeição (21g de proteína para 10g ou menos de carboidrato). Se você mesmo fizer seu shake com proteína em pó, acrescente leite ou água. Lembre-se de que 250mL de leite contêm cerca de 7g de proteína e 9g de carboidrato. Portanto, você precisará computar a proteína e o carboidrato no leite.

ALMOÇO (12h) e JANTAR (19h)
21g de proteína
10g de carboidrato

OPÇÃO 1

Proteína
Frango (90-115g), carne bovina (90-115g), carne de porco (90-115g), peixe (130g) ou sua proteína favorita na lista "Unidades de macronutrientes". Você pode acrescentar aproximadamente 1 colher (sopa) de seu molho (barbecue ou teriyaki) e temperos favoritos.

Carboidrato
Vegetais favoritos e/ou salada verde: Escolha 1 unidade (9g de carboidrato) de seus vegetais favoritos na lista "Unidades de macronutrientes". Você pode combinar vegetais diferentes desde que o total de gramas de carboidrato seja equivalente a 1 unidade (9g). Exemplo: 1 xícara de couve-flor e ½ xícara de brócolis.

Veja nas "Dicas de preparação de alimentos" recomendações sobre o uso de manteiga e molhos de salada.

OPÇÃO 2

Proteína
Atum (90-115g), frango (90-115g) ou salada de ovo (90-115g) (com maionese com gordura reduzida) *ou frios magros (90-115g).* Você também pode acrescentar queijo, alface, tomate, cebola, picles ou suas guarnições favoritas, desde que conte seu conteúdo de proteína e carboidrato.

Carboidrato
Escolha um dos seguintes: 1 porção pequena de salada mista de alface, 1 tomate, 1 abacate de tamanho médio, ⅛ de bagel, ½ Muffin, 1 tortilha de baixo carboidrato ou 1 fatia de pão de baixo carboidrato. Você pode acrescentar maionese e mostarda a gosto.

Opção 3 (opções de fast-food)

Saladas frescas: 1 porção de salada com sua proteína favorita (com molho e sem croutons).

Burrito de carne ou frango: 1 burrito (sem tortilha ou com ½ tortilha sem arroz e feijão). Guacamole, salsa e creme azedo podem ser consumidos em quantidades moderadas.

Soft taco de carne ou frango: 1 soft taco (½ tortilha).

Sanduíche: 1 sanduíche com sua carne ou queijo favorito (aberto ou enrolado em alface).

Sanduíche de frango grelhado: 1 sanduíche de frango grelhado (aberto ou enrolado em alface).

Frango assado no espeto ou grelhado: 1 coxa, perna ou peito de frango com 1 porção de salada de repolho cru.

Hambúrguer: 115g de hambúrguer ou cheeseburger (aberto ou enrolado em alface).

Pizza: 2 fatias (não coma a crosta, somente a cobertura: queijo, carnes magras).

Você manterá, naturalmente, uma dieta de baixa gordura usando as opções listadas em "Melhores escolhas" na lista "Unidades de Macronutrientes".

LANCHE (às 15h30 e, opcionalmente, às 23h)
7g de proteína
5g de carboidrato

Opção 1

1 talo de aipo recheado com 1 colher (sopa) de manteiga de amendoim natural ou outra manteiga de noz ou 60g de cream cheese (gordura reduzida).

Opção 2

Escolha um dos seguintes itens: 1 bastão de queijo, 30g de queijo (gordura reduzida) *ou 30g de frios magros* com sua *fruta favorita* – escolha ½ unidade (4,5g de carboidrato) de *fruta* na lista "Unidades de macronutrientes".

OPÇÃO 3

¼ de xícara de nozes (qualquer tipo).

OPÇÃO 4

200 a 250mL de café com leite quente ou gelado (1 ou 2% de leite, livre de açúcar). Acrescente uma dose de xarope com sabor livre de açúcar, se disponível. Você também pode bater seu café com leite no liquidificador e tomá-lo gelado. Algumas lojas de café têm esse tipo de bebida gelada pronta.

OPÇÃO 5

1 copo de leite de 120 a 200mL (desnatado, 1 ou 2%).

OPÇÃO 6

½ xícara de iogurte light (qualquer sabor) *ou ½ xícara de iogurte natural* (você pode acrescentar seu xarope livre de açúcar favorito). Pode também escolher um iogurte de baixo carboidrato/laticínio (aproximadamente 7g de proteína para 5g de carboidrato).

OPÇÃO 7

½ barra de proteína (aproximadamente 7g de proteína para 5g de carboidrato).

OPÇÃO 8

Escolha um dos seguintes itens: 1 copo de vinho de 120 a 200mL (tinto ou branco seco) *ou 1 cerveja light com um dos seguintes acompanhamentos: 1 bastão de queijo, 30g de queijo* (gordura reduzida), *30g de frios magros ou 30g de carne-seca de peru* (baixo sódio).

Opção 9

1 ovo cozido.

Opção 10

¼ *de xícara de sorvete* (qualquer marca ou sabor) *com 30g de queijo* (gordura reduzida) *ou ¼ de xícara de sorvete de baixo carboidrato sem queijo* (aproximadamente 7g de proteína para 5g de carboidrato).

LANCHES "LIVRES"

Gelatina e picolé caseiros sem açúcar (com suco light ou refrigerante diet) são os únicos lanches *livres* aceitáveis. Você pode acrescentar à gelatina um pouco de creme chantilly com gordura reduzida.

Também pode acrescentar algumas *barras de chocolate diet de baixo carboidrato ou balas* com zero carboidrato para satisfazer a um desejo ocasional de comer doces, mas não em quantidade ilimitada, porque eles contêm calorias, álcoois de açúcar e gordura. Veja no Apêndice B as marcas dos produtos de baixo carboidrato de melhor qualidade e mais saborosos disponíveis no mercado.

Constituição física grande
(90-100G DE PROTEÍNA POR DIA)

Perda de peso moderada
(40G DE CARBOIDRATO POR DIA)

CAFÉ-DA-MANHÃ (8h)
28g de proteína
10g de carboidrato

Opção 1

Proteína
1 xícara de queijo cottage de baixa gordura (2%) ou sem gordura.

Carboidrato
Fruta favorita: escolha 1 unidade (9g de carboidrato) de sua fruta favorita na lista "Unidades de macronutrientes".

OPÇÃO 2

Proteína
Omelete (feita com 2 ou 3 ovos brancos ou ½ xícara de substituto de ovo) com *30-60g de queijo e 30g de carne.* (Se não quiser carne, substitua por 1 ovo branco extra, ¼ de xícara de substituto de ovo ou 30g de queijo.) Você pode acrescentar carboidratos da lista "Unidades de macronutrientes", como cogumelos, cebola, salsa e abacate, mas eles devem ser contados como parte de sua ingestão total de carboidratos.

Carboidrato
Fruta favorita: escolha 1 unidade (9g de carboidrato) de sua fruta favorita ou outro carboidrato na lista "Unidades de macronutrientes". Exemplos: ½ maçã, 1 tomate, ⅓ de bagel, ½ English muffin, 1 tortilha de baixo carboidrato, 1 fatia de torrada (pão de baixo carboidrato).

OPÇÃO 3

Proteína
Escolha um dos seguintes itens: 4 bastões de queijo, 115g de queijo (gordura reduzida), *115g de frios magros ou 115g de carne-seca de peru* (baixo sódio).

Carboidrato
Fruta favorita: escolha 1 unidade (9g de carboidrato) de sua fruta favorita na lista "Unidades de macronutrientes".

OPÇÃO 4

Escolha um dos seguintes itens: 3 bastões de queijo, 90g de queijo (gordura reduzida), *90g de frios magros ou 90g de carne-seca de peru* (baixo sódio).

ALÉM DE ATKINS

Carboidrato e proteína
½ barra de proteína 40-30-30 ou 1 barra de proteína. Não acrescente queijo se a proporção de proteína for adequada (28g de proteína para 10g ou menos de carboidrato).

OPÇÃO 5

Proteína
Escolha um dos seguintes itens: 3 bastões de queijo, 90g de queijo (gordura reduzida), *60g de frios magros, 90g de carne-seca de peru* (baixo sódio) *ou 2 conchas de proteína em pó* (28g de proteína) *para misturar com iogurte.*

Carboidrato e proteína
¼ de xícara de iogurte light (qualquer sabor) *ou ½ xícara de iogurte natural.*

OPÇÃO 6 (OPÇÃO DE FAST-FOOD)

Sanduíche: sanduíche com 2 ovos, queijo e carne (aberto).
Burrito: 2 burritos de ovo e queijo (½ tortilha).

OPÇÃO 7

Escolha um dos seguintes itens: ⅓ de bagel, ½ Muffin, 1 tortilha de baixo carboidrato ou 1 fatia de torrada (pão de baixo carboidrato) *com um dos seguintes complementos: 115g de cream cheese e/ou salmão defumado, 1 colher de sopa de manteiga de amendoim natural ou outra manteiga de noz com um bastão de queijo, 90g de queijo* (gordura reduzida) *ou 90g de frios magros.*

OPÇÃO 8

⅓ de xícara de farinha de aveia com 2 conchas de proteína em pó ou omelete (feita com 2 claras de ovos *ou* ¼ de xícara de substituto de ovo).

OPÇÃO 9

1 barra de proteína ou shake como substituto de refeição (28g de proteína para 10g ou menos de carboidrato). Se você mesmo fizer seu shake com proteína em pó, acrescente leite ou água. Lembre-se de que

250mL de leite contêm cerca de 7g de proteína e 9g de carboidrato. Portanto, você precisará computar em seus cálculos a proteína e o carboidrato no leite.

ALMOÇO (12h) e JANTAR (19h)
28g de proteína
10g de carboidrato

OPÇÃO 1

Proteína
Frango (115-170g), carne bovina (115-170g), carne de porco (115-170g), peixe (170g) ou sua proteína favorita na lista "Unidades de macronutrientes". Você pode acrescentar aproximadamente 1 colher (sopa) de seu molho (barbecue ou teriyaki) e temperos favoritos.

Carboidrato
Vegetais favoritos e/ou salada verde: escolha 1 unidade (9g de carboidrato) de seus vegetais favoritos na lista "Unidades de macronutrientes". Você pode combinar vários vegetais diferentes, desde que o total de gramas de carboidrato seja equivalente a 1 unidade (9g).
Exemplo: 1 xícara de couve-flor e ½ xícara de brócolis.
Veja em "Dicas de preparação de alimentos" recomendações sobre o uso de manteiga e molhos de salada.

OPÇÃO 2

Proteína
Atum (170g), frango (115-170g) ou salada de ovo (115-170g) (com maionese com gordura reduzida) *ou frios magros (115-170g).* Você pode, também, acrescentar queijo, alface, tomate, cebola, picles ou suas guarnições favoritas, desde que conte seu conteúdo de proteína e carboidrato.

Carboidrato
Escolha um dos seguintes itens: 1 porção pequena de salada mista de alface, 1 tomate, 1 abacate de tamanho médio, ⅛ de bagel, ½ Muffin, 1 tortilha de

baixo carboidrato ou 1 fatia de pão de baixo carboidrato. Você pode acrescentar maionese e mostarda a gosto.

Opção 3 (opções de fast-food)

Saladas frescas: 1 porção de salada com sua proteína favorita (com molho e sem croutons).

Burrito de carne ou frango: 1 burrito (sem tortilha ou ½ tortilha sem arroz e feijão). Guacamole, salsa e creme azedo podem ser consumidos em quantidades moderadas.

Soft taco de carne ou frango: 1 soft taco; peça carne ou frango extra (½ tortilha).

Sanduíche: 1 sanduíche com sua carne ou queijo favoritos (aberto ou enrolado em alface).

Sanduíche de frango grelhado: 1 sanduíche de frango grelhado (aberto ou enrolado em alface).

Frango assado no espeto ou grelhado: 1 coxa, perna ou peito de frango com 1 porção de salada de repolho cru.

Hambúrguer: 150g de hambúrguer ou cheeseburger (aberto ou enrolado em alface).

Pizza: 3 fatias (não coma a crosta, somente a cobertura: queijo, carnes magras).

Você manterá, naturalmente, uma dieta de baixa gordura usando as opções listadas em "Melhores escolhas" na lista "Unidades de macronutrientes".

LANCHE (às 15h30 e, opcionalmente, às 23 horas)
7g de proteína
5g de carboidrato

Opção 1

1 talo de aipo recheado com 1 colher (sopa) de manteiga de amendoim natural ou outra manteiga de noz ou 60g de cream cheese (gordura reduzida).

Opção 2

Escolha um dos seguintes: 1 bastão de queijo, 30g de queijo (gordura reduzida) *ou 30g de frios magros* com sua *fruta favorita* – escolha ½ unidade (4,5g de carboidrato) de sua *fruta favorita* na lista "Unidades de macronutrientes".

Opção 3

¼ de xícara de nozes (qualquer tipo).

Opção 4

200 a 250mL de café com leite quente ou gelado (1 ou 2% de leite, livre de açúcar). Acrescente uma dose de xarope com sabor livre de açúcar, se disponível. Você também pode bater seu café com leite no liquidificador e tomá-lo gelado. Algumas lojas de café têm esse tipo de bebida gelada pronta.

Opção 5

1 copo de leite de 120 a 200mL (desnatado, 1 ou 2%).

Opção 6

½ xícara de iogurte light (qualquer sabor) *ou ½ xícara de iogurte natural* (você pode acrescentar seu xarope livre de açúcar favorito). Pode também escolher um iogurte de baixo carboidrato/laticínio (aproximadamente 7g de proteína para 5g de carboidrato).

Opção 7

½ barra de proteína (aproximadamente 7g de proteína para 5g de carboidrato).

Opção 8

Escolha um dos seguintes itens: 1 copo de vinho de 120 a 200mL (tinto ou branco seco) *ou 1 cerveja light com um dos seguintes acompanhamentos: 1 bastão de queijo, 30g de queijo* (gordura reduzida), *30g de frios magros ou 30g de carne-seca de peru* (baixo sódio).

Opção 9

1 ovo cozido.

Opção 10

¼ de xícara de sorvete (qualquer marca ou sabor) *com 30g de queijo* (gordura reduzida) *ou ¼ de xícara de sorvete de baixo carboidrato sem queijo* (aproximadamente 7g de proteína para 5g de carboidrato).

LANCHES "LIVRES"

Gelatina e picolé caseiros sem açúcar (com suco light ou refrigerante diet) são os únicos lanches *livres* aceitáveis. Você pode acrescentar à gelatina um pouco de creme chantilly com gordura reduzida.

Pode também acrescentar algumas *barras de chocolate diet de baixo carboidrato ou balas* com zero carboidrato para satisfazer a um desejo ocasional de comer doces, mas não em quantidade ilimitada, porque contêm calorias, álcoois de açúcar e gordura. Veja no Apêndice B as marcas dos produtos de baixo carboidrato de melhor qualidade e mais saborosos disponíveis no mercado.

DICAS EFICAZES PARA DIMINUIR O DESEJO DE COMIDA NOS FERIADOS

Perto dos feriados, as pessoas sempre me perguntam: "O que posso comer para continuar a manter uma dieta equilibrada rica em proteína e pobre em carboidrato?" Minha resposta para os pacientes é que não se preocupem com isso e aproveitem seu dia. O importante é que, no dia seguinte, voltem a uma dieta equilibrada e saudável.

Controlar o açúcar em seu sangue limitando o consumo de carboidrato o ajudará a diminuir seus desejos por comida. Você tende a mudar seu estilo alimentar nos feriados de fim de ano. Eis algumas dicas eficazes para controlar seu desejo por carboidrato nessa época:

• Consuma uma quantidade adequada da entrada protéica principal em sua refeição — peru, presunto, pato ou outra carne. Se estiver em dúvida sobre a quantidade de proteína a ingerir, use o que chamo de técnica da "aproximação": coma uma porção da proteína de sua escolha um pouco maior do que a palma de sua mão – cerca de 115-170g.

• Vá em frente e coma uma quantidade pequena de cada acompanhamento. Isso incluiria batata-doce, purê de batata, molhos, recheios etc. Embora consideremos essas formas de carboidrato desfavoráveis, quero que aproveite seu dia. Coma apenas uma quantidade menor do que de costume.

• Consuma uma porção pequena de sobremesa, como torta, logo após a refeição principal. Se esperar para comer a sobremesa mais tarde, não a coma sozinha — consuma com uma proteína, como queijo, para contrabalançar a resposta do açúcar em seu sangue.

• Faça seus convidados levarem para casa todas as sobras de sobremesas e carboidratos desfavoráveis. Isso o impedirá de ficar tentado a comê-las durante o dia e o restante do feriado.

B., TAMMY

História de sucesso do Saúde Total

Finalmente "Sinto-me bem com meu corpo"
TAMMY B.
Esposa e mãe amorosa

IDADE: 32
ALTURA: 1,55M
DATA DE INÍCIO DO SAÚDE TOTAL: ABRIL DE 2003
PESO ANTES: 114,76KG
PESO DEPOIS: 85,27KG
TOTAL DE PERDA DE PESO: 29,49KG
PORCENTAGEM DE GORDURA CORPORAL ANTES: 40,4%
PORCENTAGEM DE GORDURA CORPORAL DEPOIS: 28,7%
GORDURA ANTES: 46,36KG
GORDURA DEPOIS: 24,47KG
TOTAL DE GORDURA PERDIDO: 21,89KG
MANEQUIM ANTES: 50
MANEQUIM DEPOIS: 40/42

Ouvi falar no programa Saúde Total há cerca de dois anos, quando uma amiga me contou seu segredo para perder 16kg. Na época, estava perto do fim de minha terceira gravidez e, obviamente, com muitos quilos a mais. Disse a mim mesma que depois de ter o bebê e amamentar faria uma séria tentativa de seguir o programa. Não tinha a menor idéia do quanto isso mudaria minha vida.

Tenho 1,55m e nunca fui magricela, sempre com porte atlético. Já vesti tamanho 36 e nunca pesei mais de 61-63kg. Na escola, era muito ativa nos esportes e adquiri o mau hábito de comer o que queria sem realmente pensar muito a respeito, porque queimava tudo com os exercícios.

Lembro-me de que um dia me disseram que eu teria de tomar cuidado porque meus hábitos alimentares acabariam me prejudicando. Eu sempre balançava a cabeça e voltava aos hambúrgueres e às frituras. Com 13 anos de casamento e três filhos, vi-me com o maior peso que já tinha tido em minha vida: 112kg, e roupas de tamanho 50. Se isso não era incentivo suficiente para levar a sério o programa do dr. Markham, não sei o que seria.

Posso me lembrar da data exata em que assisti à primeira palestra sobre o Saúde Total. Foi em 14 de abril de 2003. Estava sentada com umas 15 pessoas vendo o dr. Markham mostrar todo o seu material de imagens detalhando o programa, assim como algumas fotos de antes e depois. Várias pessoas se levantaram para falar sobre como sua saúde e a vida em geral foram transformadas pelo programa Saúde Total, e lembro-me de ter ficado fascinada, percebendo que, finalmente, havia encontrado a cura para todos os meus males!

Desse ponto em diante, eu não era apenas mais uma pessoa sentada assistindo a uma palestra – era uma mulher com uma missão! Marquei uma consulta como o dr. Markham para a semana seguinte e a partir de então comecei a viver e aproveitar minha vida de um modo totalmente diferente.

Meu marido, Charlie, soube que eu tinha assistido à palestra e, como um incentivo extra (estou certa de que por alguns motivos particulares ocultos), disse que seguiria o programa comigo. Ele sempre me deu muito apoio, jamais foi crítico em relação a meu peso e acho que viu em mim uma mudança depois daquela palestra.

Eu estava levando tudo a sério! Era como se uma luz tivesse acendido em minha cabeça, finalmente me mostrando como eu estava fazendo tudo errado. Meu marido também não era do tipo magricela, com 1,82m e 99,79kg. Ele vestia calças tamanho 48 quando começou o Saúde Total.

Em minha primeira semana no programa perdi 3kg, e continuei a emagrecer – 2kg, depois três. Lembro-me de que, na primeira consulta, a recepcionista me disse que minha gordura "se dissolveria". Revirei os olhos, descrente. Todas as semanas me pesava e perdia mais peso — e foi a vez dela revirar os olhos!

Devo dizer que o apoio da equipe do dr. Markham foi uma das razões de eu ter sido tão bem-sucedida no início. Não há nada como ter uma pessoa dando um tapinha em suas costas a cada semana que você consegue perder 2kg, por isso imaginem como eu me senti quando não só o meu marido, mas o próprio dr. Markham e toda a sua equipe me aplaudiram pelo "trabalho bem feito"!

Serei sempre grata por isso. Há muito a dizer sobre responsabilidade, e se vocês são como eu, responsabilidade é a *chave* para o sucesso em quase tudo na vida, inclusive a perda de peso. Descobri que o fato de me pesar semanalmente no consultório do dr. Markham foi de *monumental* importância para o meu sucesso.

Quando percebi que poderia conviver com o programa do dr. Markham, não pude ficar calada em relação a isso. Passados alguns meses, tornou-se óbvio que eu estava fazendo alguma coisa, e todos me perguntavam como estava perdendo tanto peso e se poderia compartilhar meu "segredo". Como minha amiga tinha feito por mim, comecei a convencer o máximo de pessoas que podia a seguir o programa Saúde Total.

Sem me dar conta, tornei-me uma espécie de anúncio ambulante do programa, a prova viva de que ele realmente funciona. Nem mesmo a Internet estava a salvo. Comecei a recrutar mulheres dos grupos on-line de minha mãe que acabaram seguindo o programa em www.totalhealthdoc.com. Devido às mudanças que fiz em minha vida ao seguir o Saúde Total, agora via que o dr. Markham também havia transformado a vida de muitas outras pessoas – por meu intermédio!

Estou certa de que se você seguisse uma trilha começando em mim e passando por todas as pessoas que levei para o programa, descobriria, literalmente, milhares de quilos perdidos. E sou apenas uma pessoa. Não posso sequer imaginar o total de peso perdido por intermédio de algum tipo de contato direto ou indireto com o programa do dr. Markham. Na verdade, ele tem mudado vidas.

Até agora, perdi quase 30kg em menos de um ano e passei do tamanho 50 para o 42. Ainda estou tentando alcançar a minha meta de vestir 40. Meu objetivo era perder um total de 40kg, e não tenho qualquer dúvida de que o alcançarei. Meu marido perdeu 25kg e agora usa calças tamanho 40! É inacreditável!

Juntos, perdemos cerca de 57kg apenas seguindo o programa do dr. Markham. Ele, de fato, mudou as nossas vidas. Estou me exercitando mais, passo mais tempo brincando com meus filhos na praia em vez de me preocupar com minha aparência e, finalmente, "sinto-me bem com meu corpo".

O programa alimentar do dr. Markham funciona porque se encaixa em nossa vida. É fácil de seguir e não parece uma "dieta". Faz sentido para mim, e desde que comecei, nunca olhei para trás. Não posso imaginar voltar a comer como antes.

Parte IV

Exercícios: Como e por que começar

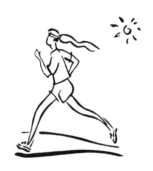

Não está fazendo exercício suficiente? Você não é o único. O número de pessoas para quem a atividade física é alcançar o controle remoto atingiu proporções críticas.

Em 1996, um relatório da U.S. Surgeon General estimou que 60% dos americanos adultos não praticavam atividade física regular. E 25% dos adultos – um em quatro americanos – não faziam atividade nenhuma! Em 1999, uma pesquisa conduzida para um grupo sem fins lucrativos de apoio à perda de peso revelou que quase metade (48%) dos americanos afirmava se exercitar regularmente.

Esse número – embora encorajador – ainda deixa mais da metade dos americanos adultos no sofá. É de admirar que o número de pessoas incapacitadas ou mortas por doenças relacionadas com a obesidade aumente a cada ano?

Se pretender levar a sério o Saúde Total, deve tornar a atividade física regular parte de sua vida. Neste capítulo, examinaremos como a combinação de exercícios aeróbicos, de resistência e passivos beneficia o corpo e a mente. Você também contará com dicas sobre como escolher uma academia e se exercitar com um personal trainer.

POR QUE OS EXERCÍCIOS SÃO IMPORTANTES

Os benefícios da atividade física regular são surpreendentes. Em iniciantes, ela acelera o metabolismo, ajudando a queimar gordura. Os exercícios aumentam a energia, a força e a flexibilidade. Fortalecem os ossos, melhoram a postura e diminuem o risco de doenças cardíacas, hipertensão, acidente vascular cerebral e diabetes.

A atividade física também aumenta a auto-estima e a confiança. Você fica com uma aparência melhor, e se sente bem com isso. Os exercícios diminuem o estresse, melhoram o humor e o ajudam a dormir bem. Uma nova pesquisa também sugere que se exercitar pode até mesmo estimular o aumento das células cerebrais e desacelerar o processo de envelhecimento.

Seu corpo precisa se mexer. Se você não o usar, perdê-lo será apenas uma questão de tempo. Quando envelhecer, até mesmo tarefas simples como subir escadas o deixarão ofegante e com os batimentos cardíacos acelerados. Suas articulações ficarão rígidas e seus ossos fracos. As lesões serão mais freqüentes – com conseqüências mais graves. Seus movimentos também sofrerão. Você terá de tomar cuidado com o modo como se abaixa para pegar o jornal. Terá dificuldade em virar o pescoço para dar ré com o seu carro.

Se duvida de mim, sugiro que passe um dia em uma comunidade de aposentados. Fale com as pessoas que aprenderam do modo mais difícil sobre a importância do exercício regular. Elas lhe dirão que não importa o quanto você esteja ocupado, é muito mais fácil – e bem menos doloroso – trabalhar com um personal trainer agora do que com um quiroprático ou fisioterapeuta depois.

Como o exercício regular acelera a queima de gordura

Depois de milhares de consultas do Saúde Total notei que alguns de meus pacientes progrediam mais constante e rapidamente na direção de seus objetivos. O que esses pacientes de "progresso rápido" faziam de modo diferente? O segredo era bem simples: *os pacientes que emagreciam mais rápido – e se mantinham magros – tornavam os exercícios parte regular de sua rotina semanal!*

Embora seja verdade que muitas pessoas que seguem o programa Saúde Total perdem peso apenas fazendo refeições ricas em proteína e pobres em carboidrato, seguir um programa de exercícios regular aumenta muito a capacidade do corpo de queimar gordura.

Eis como...

Em primeiro lugar, os exercícios aceleram o metabolismo, o processo bioquímico complexo pelo qual o alimento é convertido em energia. Quanto mais lento o metabolismo, mais difícil é queimar calorias. Quanto mais rápido, mais facilmente se perder peso. Adiante falarei mais sobre como acelerar o metabolismo.

Em segundo lugar – e mais importante –, o corpo tem uma resposta hormonal poderosa aos exercícios.

Quando você segue o programa alimentar Saúde Total *e* tem uma rotina de exercícios regular, seu corpo se torna uma máquina que queima rapidamente gordura. Graças à sua resposta hormonal e a um estilo alimentar rico em proteína e pobre em carboidrato, o alto nível de glucagon mobiliza a gordura armazenada para ser queimada como energia. Queimar gordura gera mais que o dobro de energia da queima de açúcar. O resultado é mais energia para se exercitar.

O oposto é verdadeiro quando você recebe uma "carga de carboidrato" antes de um exercício. O carboidrato estimula a liberação de insulina e inibe a liberação de glucagon. O combustível de seu exercício passa a ser o açúcar, não a gordura armazenada.

Há outro benefício em ter alto nível de glucagon antes dos exercícios – ele ajuda a dilatar os vasos sanguíneos, permitindo aos músculos obter mais oxigênio e nutrientes. O resultado é um exercício melhor e uma recuperação muscular mais rápida.

Há dois tipos básicos de exercícios ativos: aeróbico e de resistência. Se você quer perder gordura corporal indesejada e, com isso, ganhar massa muscular, precisará de ambos.

Exercício aeróbico

O exercício aeróbico trabalha o coração e os pulmões, aumentando a capacidade do corpo de usar o oxigênio como fonte de energia, estimulando a liberação de glucagon – o hormônio que queima gordura

– e inibindo a liberação de insulina – o hormônio que a armazena. O objetivo é aumentar seu vigor treinando o corpo para funcionar com mais eficiência e usar menos energia para desempenhar a mesma quantidade de esforço. Quanto mais cedo seus batimentos cardíacos e sua respiração voltarem ao ritmo de repouso após um exercício, melhor estará seu condicionamento.

As atividades aeróbicas são contínuas e rítmicas, como a caminhada, o jogging, o ciclismo e a natação. Para se beneficiar do exercício aeróbico, você precisa se exercitar em 60 a 80% de sua freqüência cardíaca máxima durante 20 a 30 minutos, pelo menos três vezes por semana. Para descobrir sua freqüência cardíaca máxima, subtraia sua idade de 220.

Exemplo: Se tem 60 anos, subtraia 60 de 220 e terá uma "freqüência cardíaca máxima" de 160. Assim, seu desejo seria manter sua freqüência cardíaca no limite de variação de 60 a 80%, de 96 a 128 batimentos por minuto.

ATENÇÃO: *Sempre consulte seu médico antes de se aventurar em qualquer forma de exercício aeróbico.*

Há dois modos de medir seus batimentos cardíacos por minuto. Um deles é contar sua pulsação durante 15 minutos e depois multiplicar esse número por quatro. O outro é investir em um monitor de freqüência cardíaca. Os modelos variam em preço conforme a sofisticação.

Nota: Veja no Apêndice C, "Recursos de exercícios", recomendações de monitores de freqüência cardíaca.

Exercício de resistência

Desenvolver músculos de aço pode parecer uma tolice, mas seu corpo se beneficia muito com essa atividade. O exercício de resistência ou treinamento de peso aumenta a força, a resistência, a definição e o tônus muscular. Nesse processo, também fortalece os ossos e melhora a postura. Mais importante ainda: o levantamento de peso acelera o metabolismo.

Quantas vezes você já ouviu as pessoas dizerem que não conseguem emagrecer porque têm metabolismo lento? Ou explicarem que nunca engordam porque têm metabolismo naturalmente acelerado? A implicação é que seu ritmo metabólico – rápido ou lento – é uma questão de destino genético, fora de seu controle.

Isso, simplesmente, não é verdade. O metabolismo é uma função da massa muscular. Se você tem o metabolismo lento como um caracol, é porque sua proporção de tecido muscular em relação ao tecido gorduroso é baixa.

Por isso, o exercício de resistência com bandas elásticas ou pesos deve fazer parte de sua rotina. Quanto mais massa muscular magra você tiver, mais rápido será seu metabolismo. Quanto mais rápido for o metabolismo, mais fácil será para seu corpo queimar – e evitar armazenar – gordura. Mesmo quando você estiver em repouso!

O exercício de resistência rompe a fibra muscular, o que estimula a hipófise a liberar o *hormônio do crescimento*. O hormônio do crescimento é amplamente reconhecido pela comunidade científica e médica como um dos hormônios mais poderosos do corpo. Os especialistas em longevidade acreditam que ele possa ser a chave para reverter os efeitos do envelhecimento. Também é conhecido como um feroz queimador de gordura.

O hormônio do crescimento mobiliza a gordura corporal armazenada para os músculos distendidos, onde ela é queimada como energia para reparar a fibra muscular rompida. É durante esse processo reparador que os músculos ganham volume, tônus e definição.

O exercício de resistência alimenta o ciclo natural da queima de gordura. O hormônio do crescimento queima gordura e cria músculos, o que torna ainda mais fácil para o seu corpo queimar mais gordura. E a cada vez que você ergue pesos, esse processo surpreendente se repete!

E você achava que músculos de aço eram apenas para os gigantes!

Exercício passivo

O exercício passivo é essencial para a saúde dos músculos e das articulações. Aumenta a flexibilidade – a capacidade de se curvar, esticar e virar facilmente. Aumenta o equilíbrio e a coordenação e reduz o risco de lesões. O exercício passivo regular pode até mesmo desacelerar a progressão da osteoartrite e outras doenças degenerativas das articulações.

Há dois tipos de exercício passivo: os exercícios de alongamento, que você faz sozinho, e a mobilização muscular e articular, realizada por um profissional qualificado da área de saúde, como um médico quiroprata. À medida que você envelhece, o alongamento muscular e o movimento articular o ajudam a preservar e melhorar sua mobilidade e a amplitude de seus movimentos.

Alongar-se antes e depois dos exercícios o ajudará a evitar distensões, câimbras e vários outros danos. Também vai acelerar sua recuperação. Calor úmido e um bom massagista ou fisioterapeuta podem fazer milagres quando se trata de relaxar músculos tensos e enrijecidos.

Suas articulações também precisam de atenção especial. À medida que você envelhece, os sais de cálcio penetram nelas, causando deterioração, assim como a areia deteriora a engrenagem de uma máquina. Isso contribui para uma condição chamada osteoartrite, que com o correr do tempo, com freqüência, leva à limitação dos movimentos.

Manter a mobilidade é uma das chaves para a longevidade e o envelhecimento feliz. Muitas celebridades do mundo do entretenimento e dos esportes estenderam suas carreiras e preservaram sua amplitude de movimentos até os 70 a 80 anos graças a massagem e mobilização articular periódicas.

Pense em toda a manutenção preventiva necessária para manter seu carro andando: trocas de óleo a cada 5 mil quilômetros rodados; uma nova correia dentada aos 120 mil e velas, filtros e fluidos substituídos de acordo com a especificação técnica.

Você sabe que se não cuidar de seu carro um defeito irreversível será apenas uma questão de tempo. Agora, se o dinheiro não for um problema e você não se preocupar com a manutenção, quando seu carro parar de andar poderá comprar outro. Sempre haverá muitos carros disponíveis.

O corpo humano é a máquina mais complexa que existe – e você só tem uma. Se quiser tirar o máximo proveito da sua, cuide dela. Dê a ela o combustível de que precisa: exercícios. E siga um programa regular de manutenção das articulações. Com o decorrer do tempo, descobrirá que é muito mais fácil – e menos caro – permanecer saudável do que manter seu carro andando.

ESCOLHER UMA ACADEMIA

Decidir começar um programa de exercícios é fácil. Tornar os exercícios parte de um compromisso vitalício com o condicionamento físico é outra questão. A chave é destinar um tempo regular para os exercícios e cumpri-lo até a atividade se tornar um hábito. A maioria das pessoas precisa de, no *mínimo*, seis semanas para desenvolver o costume de se exercitar naturalmente. Isso representa uma hora de exercícios intensos três vezes por semana durante seis semanas.

Muitas pessoas começam a se exercitar cheias de objetivos e expectativas pouco realistas. Quando, após algumas semanas, não vêem grande perda de peso, abdomens rígidos como rochas e músculos de aço, ficam desencorajadas. Deixam para depois. Distraem-se com outras prioridades e logo voltam ao sofá.

Se pretende levar a sério o Saúde Total e quer tornar os exercícios parte de seu estilo de vida, pense matricular-se em uma academia. Há várias vantagens:

• FOCO E MOTIVAÇÃO: Uma vez que está na academia, você já superou o primeiro obstáculo a seguir um programa de exercícios regular: ir. Agora não há mais desculpas. Não se distrairá com o telefone, com a roupa para lavar, com as crianças ou uma infinidade de tarefas domésticas. Foi lá para se exercitar, como as outras pessoas. É realmente difícil embromar quando todos ao seu redor estão em movimento.

• OPÇÕES DE EQUIPAMENTOS: Boas academias investem em bons equipamentos de treinamento aeróbico e resistência. Você descobrirá várias maneiras de fazer exercícios aeróbicos ou trabalhar um grupo de músculos. Isso significa que será fácil experimentar novos movimentos e equipamentos quando for hora de renovar sua rotina de exercícios. E quanto mais opções você tiver, mais fácil será seguir seu programa de exercícios.

• RELAXAMENTO: Se quiser descansar a mente, ponha o corpo para trabalhar. Muitos de meus pacientes dizem que o tempo passado na academia é muito relaxante. Eles se concentram apenas no trabalho físico, como levantar pesos e respirar corretamente. Os exercícios são um oásis em um dia cheio de obrigações.

É caro freqüentar uma academia? Somente se você não desfrutá-la ao máximo. Para escolher a academia certa, pense no que vem a seguir antes de se matricular.

• LOCAL: Entre para uma academia perto de sua casa ou trabalho. É muito fácil deixar de se exercitar quando a academia fica muito fora de seu caminho.

• HORÁRIOS: Você poderá se exercitar no horário que lhe convier? Poderá aproveitar os horários mais vazios?

• LIMPEZA: Examine os banheiros e as duchas. Lembre-se de que é uma academia. Isso significa que as instalações devem ser limpas regularmente. As melhores academias limpam os vestiários, os banheiros e os espaços de descanso durante todo o dia.

• FUNCIONÁRIOS: As pessoas atrás do balcão de recepção o cumprimentam com um sorriso? Fazem contato visual? Ou estão ocupadas demais comparando bronzeados e músculos para notá-lo? Você deseja se sentir à vontade ao lhes pedir ajuda. Afinal, está pagando por isso.

• ATMOSFERA: Todos na academia parecem fisiculturistas profissionais? Há homens e mulheres se exercitando? Que tipo de música está tocando e a que altura? A equipe se esforça ao máximo para responder as perguntas ou dar dicas de treinamento? Cada academia tem uma "personalidade". Assim, freqüentar uma academia é um pouco como ter um colega de quarto: ou vocês se dão muito bem, ou se toleram ou se mudam.

• ÁREA PARA ALONGAMENTO: Há uma área destinada ao alongamento antes dos exercícios?

• SALA DE PESOS: Há pesos e aparelhos de resistência vagos em quantidade suficiente? E quanto aos equipamentos cardiovasculares, como stair climbers, esteiras, bicicletas ergométricas, aparelhos de remo, esqui e elípticos? Os equipamentos estão limpos e em bom estado? Você quer passar seu tempo se exercitando, não esperando na fila.

- AERÓBICA: A academia oferece aulas de aeróbica? Se oferecer, informe-se sobre os horários. Se planeja se tornar o rei do step ou a rainha do kickboxing, certifique-se de que a única aula não seja às 5h da manhã (a menos que você acorde cedo). Além disso, pergunte sobre a qualificação do professor de aeróbica. Informe-se sobre sua formação e registro nos órgãos competentes.

Algumas academias também oferecem:

- LIGAS ESPORTIVAS: Muitos clubes organizam ligas de futebol, basquete e vôlei.

- PISCINAS: Cheque o nível de cloro e os horários de limpeza. São oferecidos cursos de natação e hidroginástica? Quantas raias livres estão disponíveis ao longo do dia e durante as aulas?

- SERVIÇOS DE CRECHE: Nos Estados Unidos, cada vez mais academias estão oferecendo esse tipo de serviço para os pais que precisam que alguém cuide de seus filhos enquanto se exercitam. Muitas academias assinam contratos com empresas especializadas em manter e gerir as instalações para crianças. Ainda assim, cheque as instalações e o pessoal que cuidará de seus filhos com o mesmo cuidado com que checaria uma creche. No mínimo, o pessoal deve ter treinamento em atendimento médico de emergência. Pergunte sobre os procedimentos relativos a incêndio, emergências e segurança. É exigido do pessoal atestado de bons antecedentes? Com que freqüência os brinquedos e equipamentos são limpos? Pergunte sobre seguro contra doenças. Obtenha as respostas de que precisa para ter a tranqüilidade de saber que seus filhos ficarão seguros e felizes enquanto você dedica algum tempo à sua própria saúde e felicidade.

- VISITAS GUIADAS: Algumas academias oferecem visitas de orientação gratuitas para mostrar aos novos membros como usar os equipamentos. Certifique-se de que as informações virão de um personal trainer qualificado — e não do recepcionista.

- PROGRAMAS DE PERSONAL TRAINING: Muitas academias oferecem serviço adicional de personal trainer. Exercitar-se desse modo é ótimo para permanecer motivado e concentrado. A maioria das academias oferece uma sessão de treinamento complementar e avaliação de condicionamento físico para convencê-lo a contratar o acompanhamento de um personal trainer. Outras oferecem suplementos nutricionais e barras energéticas. Mas esses incentivos não importam se você não escolher o personal trainer certo. E isso nos leva a...

COMO ESCOLHER UM PERSONAL TRAINER

As academias estão cheias de pessoas bem-intencionadas dispostas a dar conselhos. O problema é que muitas estão mal informadas ou simplesmente erradas. Isso pode ser perigoso. Exercite-se exageradamente em uma esteira, erga peso demais ou faça os movimentos errados e se prejudicará.

Aprender a se exercitar de modo seguro e eficiente é uma boa razão para trabalhar com um personal trainer. Contratá-lo também faz sentido se você:

- Quer se manter motivado e concentrado.
- Deseja uma rotina de condicionamento físico personalizada que o ajude a atingir seus objetivos de saúde.

Hoje em dia, muitas pessoas se autodenominam personal trainers. O difícil é escolher um que seja adequado para você. Eis algumas dicas e normas para ter em mente:

- CREDENCIAIS: Houve um tempo em que tudo que era preciso para se autodenominar personal trainer era um bom corpo e um cartão de visitas. Hoje, os personal trainers são qualificados por organizações de condicionamento físico reconhecidas. Informe-se sobre a formação e o registro do personal trainer nos órgãos competentes.

- FORMAÇÃO PROFISSIONAL: Você quer trabalhar com um personal trainer que tenha compromisso com a sua profissão? Um indício é uma especialização em saúde ou fisiologia do exercício. Você também pode querer alguém que se mantenha atualizado a respeito de condicionamento físico e saúde. Pergunte a possíveis personal trainers se eles assinam publicações especializadas ou freqüentam cursos de atualização profissional ou seminários.

• TREINAMENTO EM PRIMEIROS SOCORROS: Se algo der errado durante os exercícios, seu personal trainer pode fazer mais por você além de ligar para a emergência?

• PERSONALIDADE: Você está contratando um personal trainer para lhe dar a motivação e as informações de que precisa para se beneficiar com uma rotina de condicionamento físico. Ser positivo e entusiástico é parte do trabalho do personal trainer. O que importa é como esse entusiasmo é expressado por intermédio de sua personalidade. Há uma grande diferença entre animação contínua e intensidade contínua. Você está pagando a essa pessoa para passar muito tempo a seu lado, por isso é preciso que estejam em harmonia.

• CAPACIDADE DE COMUNICAÇÃO: Um personal trainer eficaz precisa ter ótima capacidade de comunicação. Você precisa de um profissional que atente para as suas preocupações e explique tudo de um modo que você possa entender. Um personal trainer com doutorado em fisiologia do exercício é inútil se não comunicar seu conhecimento de um modo que faça sentido para você. Não existem perguntas estúpidas. Se um profissional o fizer achar que sim, procure outro.

• SEXO: Exercitar-se é uma atividade pessoal. Você pode preferir realizá-la com alguém de seu sexo ou do sexo oposto.

• REMUNERAÇÃO: Espere pagar bem a hora para um personal trainer. Pergunte sobre descontos para várias sessões. Qual é a política de cancelamento do personal trainer? Como e quando você será cobrado?

• DISPONIBILIDADE: O personal trainer tem um horário que lhe sirva? Se você não funciona bem de manhã, não espere acordar às 5h30 para se exercitar.

Veja no Apêndice C, "Recursos de exercícios", recomendações de personal trainers.

OS PRINCÍPIOS POR TRÁS DO TREINAMENTO EM CIRCUITO

O conceito de treinamento em circuito ou exercício de grupo não é novo – Arthur Jones, o inventor do equipamento Nautilus, o apresentou pela primeira vez na década de 1970 – e está se tornando novamente popular.

Os centros de condicionamento físico usam esse formato há muitos anos, sob vários nomes (dança aeróbica, aulas de step, programas de ciclismo etc.). O princípio é bem simples: é mais divertido trabalhar em grupo com seus amigos ou outras pessoas. O divertimento e a camaradagem são elementos-chave para o sucesso de qualquer situação de grupo.

Uma das franquias de condicionamento físico que cresce mais rápido no mundo oferece um curso de treinamento em circuito de 30 minutos. Todo o equipamento é hidráulico, e não há pesos para colocar ou remover. O objetivo é manter a freqüência cardíaca em plena atividade, por isso na metade do tempo você faz aeróbica em pranchas ou steps e na outra usa equipamentos de treinamento de força.

Isso significa fazer uma série completa para queima de gordura, aumento do tônus muscular e condicionamento cardiovascular em apenas 30 minutos. O exercício é realizado em um formato de circuito com intervalos (esforço/recuperação/esforço/recuperação) programados (que costumam ser de 30 a 45 segundos) em cada estação. Em geral, é usado um total de nove a 13 estações de resistência. Essas peças usam cilindros hidráulicos destinados a oferecer a quantidade de resistência necessária para o tipo de exercício que você deseja.

A resistência hidráulica é o único tipo de resistência "adaptável" na natureza; isto é, se adapta ao esforço do usuário, mesmo quando ele se cansa durante o exercício. O princípio é semelhante ao da resistência aquática; quanto mais rápido se tenta mover a água, maior a resistência. Você fica muito menos suscetível a lesões com esse equipamento. Quando (e se) se esgota, ele pára imediatamente. É por isso que quase todos podem se exercitar desse modo, inclusive atletas, executivos, mães atarefadas, pais, filhos, obesos e idosos.

Fiquei tão impressionado com sua eficácia e segurança que agora ofereço esse tipo de equipamento para meus pacientes no Total Health Weight Loss, Wellness and Chiropractic Center em Thousand Oaks, Califórnia.

Sugestões para começar seu programa de exercícios

Opção 1

Se você nunca se propôs a seguir um programa de exercícios e dinheiro não é problema, sugiro que se matricule em uma academia com treinamento em circuito e contrate um personal trainer qualificado que lhe mostre como se exercitar.

Opção 2

Se dinheiro é uma preocupação, recomendo meus Exercícios de Treinamento em Circuito™ de 30 minutos para "Queima de gordura". Desenvolvi esse programa baseado em treinamento em circuito em meus dias de *wrestling* na escola, na década de 1970. Esse sistema único de exercícios pode ser praticado em casa ou em viagens usando-se uma corda ou banda elástica.

CIRCUITO DE TREINAMENTO™ DE 30 MINUTOS PARA "QUEIMA DE GORDURA"

Parabéns por se aventurar em um novo programa de exercícios! Recomendo que faça as atividades três dias por semana: às segundas, quartas e sextas. Isso dá a seu corpo um dia de descanso entre as sessões de exercícios. Às terças e quintas você pode, por exemplo, fazer uma caminhada noturna depois do jantar como uma forma tranqüila de exercício agradável e não agressivo. Os fins de semana devem ser reservados para as atividades recreativas e não estruturadas de sua escolha – dependendo da estação do ano –, como golfe, esqui na água e na neve, longas caminhadas, ciclismo, natação, surfe etc. Esse será um modo completo e sensato de incorporar uma atividade física saudável ao seu ocupado estilo de vida.

Os Exercícios de Treinamento em Circuito™ de 30 minutos para "Queima de gordura" consistem em nove movimentos diferentes que trabalham todos os principais grupos musculares. Eles incluem costas, abdômen, ombros, braços, pernas e peito. Você realiza três séries de 12 repetições de cada exercício além de caminhar ou correr no lugar com a resistência da banda elástica durante 30 a 45 segundos entre cada série de exercícios.

Os exercícios duram aproximadamente 30 minutos, se você caminha ou corre por 30 segundos entre cada série de resistência, e 45 minutos se você caminha ou corre por 45 segundos.

Primeiro passo: Aquecimento

O aquecimento correto aumenta a vasodilatação corporal (abrindo os vasos sangüíneos), fazendo com que um maior suprimento de sangue chegue aos músculos. Como os músculos aquecidos são mais elásticos, ficam menos suscetíveis a lesões. Os músculos aquecidos também têm uma maleabilidade que permite maior amplitude de movimentos, enquanto os músculos frios não absorvem tão bem o choque ou o impacto. Por isso, é muito importante aquecer os músculos corretamente antes mesmo de alongá-los para começar qualquer programa de exercícios.

O modo mais comum de aquecer os músculos antes de se alongar é caminhando ou marchando sem sair do lugar, movimentando os braços por três a cinco minutos. O sinal de que seu corpo está devidamente aquecido para o alongamento é a transpiração leve. Quando você começa a transpirar, está pronto para sua rotina de alongamento.

Segundo passo: Alongamento

Nos exercícios de alongamento, vá até o ponto de sentir uma pequena tensão e relaxe, mantendo o alongamento. *Não faça movimentos abruptos!*

Alongue-se na ordem a seguir:

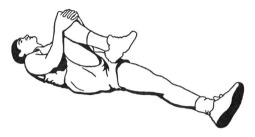

Alongamento dos psoas
Deitado de costas, flexione os joelhos com os pés no chão nivelando a parte inferior das costas com o piso. Depois puxe um dos joelhos na direção do peito com as mãos cruzadas em cima ou atrás do joelho, até sentir tensionar as nádegas. Gradualmente, estique a perna oposta. Mantenha o alongamento por 10 segundos e em seguida repita com a outra perna.

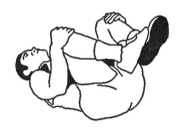

Alongamento da parte inferior das costas
Deitado de costas, flexione os joelhos com os pés no chão nivelando a parte inferior das costas com o piso. Depois puxe os dois joelhos na direção do peito, com as mãos cruzadas em cima ou atrás dos joelhos, até sentir tensionar nas nádegas. Mantenha o alongamento por 10 segundos.

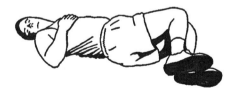

Alongamento da parte inferior das costas com giro
Deitado de costas, flexione os joelhos com os dois pés no chão. Incline os joelhos para a esquerda e a cabeça e o torso para a direita. Mantenha o alongamento por 10 segundos, sentindo a tensão nos músculos da parte inferior das costas. Repita por 10 segundos no lado oposto.

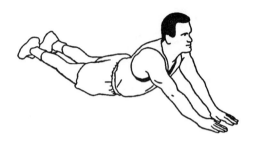

Extensão das costas
Deite de barriga para baixo com os braços estendidos acima da cabeça, as pernas retas e os dedos dos pés apontados para baixo. Lentamente, erga do chão a parte superior do corpo, esticando os braços. Respire profundamente e relaxe a pélvis de modo que se aproxime do piso. Mantenha o alongamento por 10 segundos.

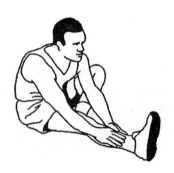

Alongamento do jarrete
Sentado no chão, estique a perna direita e mantenha a esquerda flexionada. A sola do pé deve estar voltada para o lado interno da coxa direita; você ficará com uma perna esticada e o outro joelho flexionado. Então, para alongar uma parte de trás da coxa esquerda (jarrete), incline o peito para a frente a partir dos quadris até sentir uma tensão leve e suportável. Mantenha o alongamento por 10 segundos. Repita por 10 segundos do lado oposto.

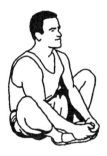

Alongamento da virilha
Sente-se no chão e junte as solas dos pés com as mãos. Incline a parte superior do corpo suavemente para a frente até sentir uma tensão suportável na virilha. Você também pode pôr os ombros entre os joelhos e aplicar uma pressão gradual para aumentar a tensão na região da virilha. Mantenha o alongamento por 10 segundos.

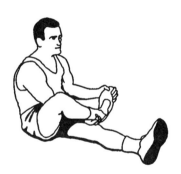

Alongamento de pés e tornozelos
Sentado, gire o tornozelo em sentido horário e anti-horário. Faça rotações completas e com leve resistência oferecida pela sua mão. A rotação do tornozelo ajuda a alongar suavemente os ligamentos rígidos. Repita o movimento de 10 a 20 vezes em cada direção. Depois, use os dedos para puxar suavemente o tornozelo na sua direção, a fim de alongar a parte de cima do pé. Mantenha o alongamento por 10 segundos. Repita por 10 segundos com o pé e o tornozelo opostos.

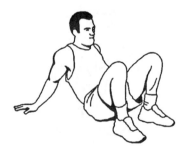

Alongamento de braços e ombros
Sentado no chão, flexione os joelhos e incline o tronco para trás, apoiado nas mãos e com os braços esticados nas costas. Depois erga as nádegas do chão e as movimente lentamente para a frente e para trás, sentindo a tensão em seus ombros e na parte posterior dos braços. Repita o movimento de 10 a 20 vezes.

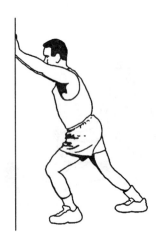

Alongamento da panturrilha
Ponha-se de frente para uma superfície vertical em que possa se apoiar. Afaste-se um pouco e apóie as mãos acima da cabeça. Flexione um dos joelhos e o leve na direção do apoio. A perna de trás deve ficar esticada, o pé com a sola no chão e apontado para a frente. Sem mover os pés, mova lentamente os quadris para a frente, mantendo a perna de trás esticada e o pé com a sola no chão. Force até sentir uma tensão suportável no músculo da panturrilha (gastrocnêmico).

Terceiro passo: Fixação da banda elástica

O equipamento consiste em uma banda elástica com um punho em cada extremidade. No centro há uma alça de náilon usada para fixar o equipamento em uma maçaneta de porta ou grade firme.

Veja no Apêndice C, "Recursos de exercícios", recomendações de equipamentos para exercícios de resistência.

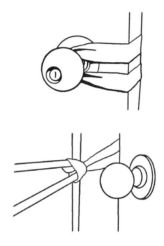

FIXAÇÃO EM MAÇANETA
Ponha a alça sobre a maçaneta e deixe a banda elástica passar por entre a porta bem fechada.

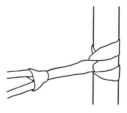

FIXAÇÃO EM GRADE
Certifique-se de que a grade seja firme. O mais indicado é usar a barra vertical no fim da grade, presa ao chão. Enrole a banda elástica na parte mais firme da grade passando os dois punhos pela alça. Puxe com força para uma fixação segura na grade, como mostra a figura.

Quarto passo: Caminhada aeróbica e corrida sem sair do lugar

Quando a banda elástica estiver seguramente fixada na maçaneta ou na grade, você estará pronto para começar a rotina de exercícios caminhando ou correndo sem sair do lugar. Segure o punho em uma das extremidades da banda elástica com a mão direita e o outro punho com a esquerda, de costas para a porta ou grade. Você pode posicionar a banda elástica na parte interna ou externa de seus braços, como achar mais confortável. Depois caminhe para longe do ponto de fixação, tensionando a banda elástica.

NOTA: Quanto mais você se afastar do ponto de fixação, mais tensão criará no elástico. Se não estiver se exercitando regularmente, deve começar com menos tensão e aumentar gradualmente, até alcançar melhor forma física. Isso o ajudará a evitar possíveis distensões musculares, dores etc. Além disso, evite caminhar ou correr apoiado nos dedos dos pés, porque isso pode causar distensões ou dor nas panturrilhas.

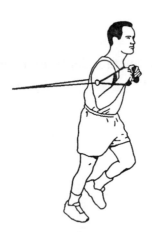

Quando conseguir a tensão desejada na banda elástica, poderá começar a caminhar ou correr sem sair do lugar. Depois de 30 a 45 segundos de movimento, estará pronto para a sua primeira série de exercícios de resistência.

Quinto passo: Exercícios de resistência

Há nove séries diferentes de exercícios de resistência que visam a fortalecer os músculos das costas, do abdômen, dos ombros, dos braços, das pernas e do peito. Doze repetições equivalem a uma série, e você deve fazer três séries de cada um dos nove exercícios. Depois de cada série, caminhe ou corra sem sair do lugar. Os nove exercícios e a ordem em que devem ser feitos são explicados a seguir.

Aviso: Nem todo programa de exercícios é adequado para todas as pessoas. Sempre consulte seu médico antes de começar este ou qualquer outro programa. Se a qualquer momento você achar que está se exercitando além de sua capacidade física ou se sentir desconforto, deve interromper imediatamente o exercício.

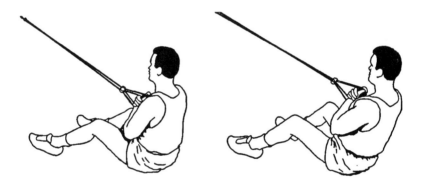

Extensão das costas
Com a banda elástica fixada na maçaneta ou na grade, sente-se no chão de frente para o ponto de fixação com os joelhos semiflexionados e os pés afastados e alinhados com os ombros. Segure os punhos juntos, com uma das mãos por cima da outra. Puxe os punhos na direção do peito. Lembre-se de que, quanto mais longe você estiver do ponto de fixação, mais tensão haverá na banda elástica, por isso, no começo, não se afaste muito. Quando tiver puxado os punhos na direção do peito, incline-se para trás, no sentido oposto ao da resistência da banda elástica, como é mostrado na foto. Quando você faz esse exercício corretamente, sente a resistência dos músculos da parte inferior das costas.

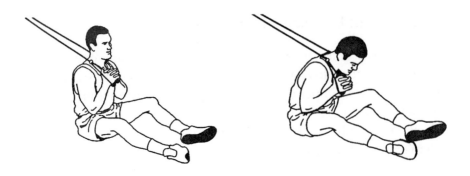

CRUNCH ABDOMINAL [FLEXÃO DORSO-LOMBAR]
Com a banda elástica fixada na maçaneta ou na grade, sente-se no chão de frente para o ponto de fixação, com os joelhos semiflexionados e os ombros alinhados com os pés. Puxe um punho por cima do ombro direito e o outro por cima do ombro esquerdo. Segure firmemente os punhos entrelaçando os dedos das mãos diante do peito. Afaste-se do ponto de fixação para criar a tensão desejada e incline-se para a frente no sentido oposto ao da resistência da banda elástica. Quando você faz esse exercício corretamente, sente a resistência dos músculos abdominais.

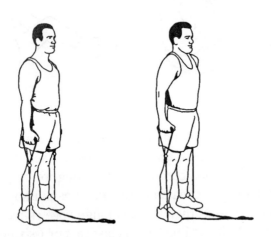

ELEVAÇÃO E ABAIXAMENTO DOS OMBROS
Tire a banda elástica da maçaneta ou da grade e segure um punho em cada mão. Deixe a banda elástica cair no chão à sua frente. Pise

nela com os pés alinhados aos ombros. Com os braços na lateral do corpo, erga e abaixe os ombros, opondo-se à resistência da banda elástica. Quanto mais perto seus pés estiverem dos punhos, mais resistência criará. Quando você faz esse exercício corretamente, sente a resistência dos músculos trapézios (os que ligam o pescoço aos ombros).

Nota: Você terá de fixar novamente a banda elástica na porta ou na grade entre as séries (12 repetições) dos exercícios de elevação e abaixamento dos ombros para fazer a parte aeróbica (andar ou correr sem sair do lugar) dos exercícios.

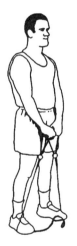 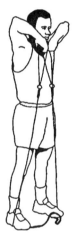

Deltóides anteriores
Tire a banda elástica da maçaneta ou da grade e segure um punho em cada mão. Deixe a banda elástica cair no chão à sua frente. Pise nela com os pés alinhados aos ombros. Junte os punhos, apertando-os firmemente com as mãos na sua frente. Mantendo as mãos perto do corpo, puxe os punhos até o queixo opondo-se à resistência da banda elástica. Quando você faz esse exercício corretamente, sente a resistência dos músculos anteriores dos ombros.

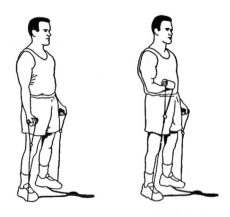

Bíceps
Tire a banda elástica da maçaneta ou da grade e segure um punho em cada mão. Deixe a banda elástica cair no chão à sua frente. Pise nela com os pés alinhados aos ombros. Flexione o antebraço opondo-se à resistência da banda elástica. Quando você faz esse exercício corretamente, sente a resistência dos bíceps.

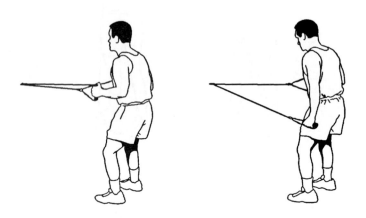

Tríceps
Com a banda elástica fixada na maçaneta ou na grade, fique de frente para o ponto de fixação com um punho em cada mão. Flexione os joelhos, incline-se ligeiramente para a frente e recue para tensionar a banda elástica. Com os braços dobrados em um ângulo de 45° perto de seu corpo, estique para trás, primeiro, o braço direito e, depois, o esquerdo.

As articulações do cotovelo agem como um eixo enquanto você estica cada braço, opondo-se à resistência da banda elástica. Quando você faz esse exercício corretamente, sente a resistência dos tríceps.

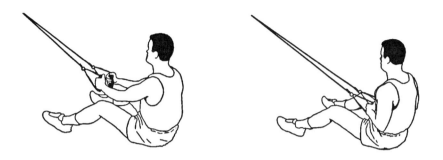

Remada sentado
Com a banda elástica fixada na maçaneta ou na grade, sente-se no chão de frente para o ponto de fixação com os joelhos semiflexionados e os pés alinhados aos ombros. Segurando um punho em cada mão, recue, tensionando a banda elástica. Punhos na direção do abdômen opondo-se à resistência da banda elástica e, ao mesmo tempo, mantendo-se sentado e ereto. Esse exercício visa fortalecer os músculos *latissimus dorsi* (grandes dorsais), das costas.

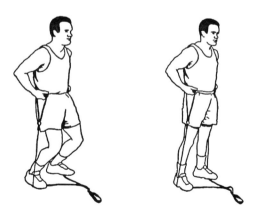

Flexão dos joelhos
Tire a banda elástica da maçaneta ou da grade e segure um punho em cada mão. Deixe a banda elástica cair no chão à sua frente. Pise nela com os pés alinhados aos ombros. Com os braços em posição lateral

ao corpo, flexione os joelhos até um ângulo de 45° e puxe os elásticos até a altura da cintura. Mantenha a postura ereta. Quanto mais perto ficar dos punhos, mais resistência criará. Esse exercício visa fortalecer os quadríceps.

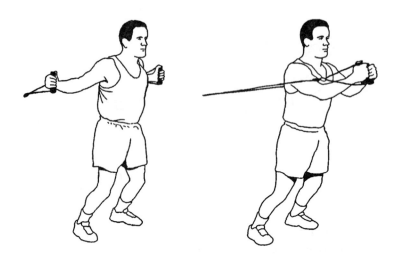

Peito
Com a banda elástica fixada na maçaneta ou na grade, fique de costas para o ponto de fixação com um punho em cada mão. O elástico deve ficar na parte externa de seus braços. Caminhe para longe do ponto de fixação tensionando a banda elástica. Semiflexione os joelhos e empurre os braços para a frente, opondo-se à resistência da banda elástica. Esse exercício visa fortalecer os músculos do peito.

N., RUSTY

História de sucesso do Saúde Total

Experimentei a dieta Atkins e fui malsucedido
RUSTY N.
Técnico de instrumentos

IDADE: 40
ALTURA: 1,64M
DATA DE INÍCIO DO SAÚDE TOTAL: ABRIL DE 2004
PESO ANTES: 75,75KG
PESO DEPOIS: 70,76KG
TOTAL DE PERDA DE PESO: 4,99KG
PORCENTAGEM DE GORDURA CORPORAL ANTES: 20%
PORCENTAGEM DE GORDURA CORPORAL DEPOIS: 15,8%
GORDURA ANTES: 15,15KG
GORDURA DEPOIS: 11,18KG
TOTAL DE GORDURA PERDIDA: 3,97KG
MEDIDA DA CINTURA ANTES: 81,28CM
MEDIDA DA CINTURA DEPOIS: 76,20CM

Eu tinha decidido fazer algo a respeito de meu peso e não entendia absolutamente nada de exercícios ou nutrição. Era muito ativo na juventude, pedalava e fazia motocross, por isso podia comer e beber tudo que quisesse sem que isso parecesse me afetar muito. Entrei para a Marinha em 1987, pesando 70kg. Já estava um pouco rechonchudo, porque meço apenas 1,64m. Logo engordei 4,5kg, e durante oito anos lutei para manter o peso em 74kg.

Isso me levou a um treinamento semanal obrigatório de condicionamento físico. Eu passava fome e me desidratava durante semanas para emagrecer. Freqüentemente, estava apenas um pouco acima do peso, e me descuidava.

Em 1995, quando saí da Marinha, não tinha nenhum motivo para vigiar o peso e logo cheguei perto dos 90kg. Decidi fazer aulas de spinning. Achei que poderia fazê-las sete dias por semana e comer o que quisesse, como fizera em minha juventude. Perdi alguns quilos e fiquei um pouco mais forte, mas isso não fez uma diferença muito notável.

Meu programa de exercícios foi interrompido em março de 2001, quando quebrei a perna abaixo do joelho e desloquei o tornozelo, destruindo grande parte da cartilagem. Fiquei engessado até os quadris. O dano em meu tornozelo só foi descoberto em junho de 2001 e a cirurgia foi programada para setembro. Fiquei metido em um pufe de 18 de março a 11 de dezembro.

Tinha de fazer alguma coisa: estava inflando como um balão. Decidi cortar o açúcar refinado e tomar shakes protéicos com frutas e nozes. Emagreci um pouco, mas ainda pesava 81kg. Tentei limitar a ingestão calórica, mas nunca obtive resultados muito bons.

Em abril de 2003, experimentei a dieta Atkins e fui malsucedido. Consegui chegar aos 72kg, mas voltava aos 77. Não podia viver para sempre com as opções protéicas de alta gordura e pouco ou nenhum carboidrato da fase de indução. Não perdia mais peso e não gostava da idéia de não poder comer frutas na fase de indução de Atkins.

Em abril de 2004, fui encaminhado para o dr. Markham por um colaborador que havia lido o livro dele. Fui vê-lo no dia 13 de abril. Sua abordagem pareceu lógica e mais equilibrada – não muito restritiva, mas com os mesmos princípios que eu tinha aprendido com outras dietas ricas em proteínas.

Seu programa também descrevia a quantidade específica de proteína que eu precisava em cada refeição e permitia o consumo de frutas na fase inicial de perda de peso. Eu estava pesando 75,75kg e tinha 20% de gordura corporal. No dia em que saí de seu consultório fui procurar uma academia, depois de ler sobre como os seus pacientes que se exercitavam obtinham bons resultados.

Comecei a fazer spinning e levantamento de peso. Percebi que não tinha idéia do que estava fazendo em minha rotina de treinamento e contratei um personal trainer. Cometi muitos erros nas primeiras semanas. Eu me esforçava demais, não deixava meu corpo se recuperar e não sabia como treinar de modo eficiente e correto.

Acima de tudo, não prestava atenção ao que o meu corpo precisava. Apesar desses erros, ainda perdi peso, e me senti melhor. Em quatro semanas, pesava 72kg, mas tinha diminuído para 16,9% minha porcentagem de gordura corporal. Em oito semanas, pesava 79,76kg e tinha 15,8% de gordura corporal.

Sou uma pessoa muito ativa e por vários anos me esforcei para dormir bastante. Agora acordo antes de meu despertador tocar e durmo mais tarde. Tenho mais energia e me sinto mais forte do que nunca. Estou não só fisicamente equilibrado, como também me sinto equilibrado emocionalmente devido aos meus novos hábitos alimentares e ao estilo de vida de exercícios.

Parte V

Saúde Mental: Sugestões úteis para a felicidade

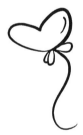

Um dos princípios do programa Saúde Total é o de que a saúde mental é tão importante quanto a saúde física. Eis algumas dicas para preservar o bem-estar emocional e social e a importância do crescimento intelectual e espiritual.

BEM-ESTAR EMOCIONAL E SOCIAL

• Busque e nutra relacionamentos saudáveis: Escolha seus amigos cuidadosamente. Procure pessoas que valorizem a honestidade e a integridade, que o ponham para cima, não para baixo. A vida já é bastante difícil sem relacionamentos pessoais e de negócios doentios, que desperdiçam sua energia.

Suponha que seja um alcoólatra em recuperação. No passado, bebia com o mesmo grupo de amigos regularmente. Agora que está tentando manter-se sóbrio, provavelmente, não quer se cercar de pessoas que preferem passar o tempo em bares. E por mais que você possa gostar de seus antigos colegas de bebida, a escolha mais inteligente é cultivar amizade com pessoas que entendam seu vício e apóiem sua decisão de não beber.

Quando se trata de relacionamentos de negócios, não importa se você é médico, mecânico ou empreiteiro: no fim, todos enfrentamos situações que envolvem dilemas morais e éticos. Sua vida é guiada pelas escolhas que faz. Nem sempre é fácil fazer o certo. O importante é perceber que você realmente tem escolhas!

DESENVOLVIMENTO INTELECTUAL

• ASSUMA UM COMPROMISSO VITALÍCIO COM O APRENDIZADO – PROFISSIONAL E PESSOAL: Você almeja o sucesso financeiro? Preste serviços cada vez melhores a seus clientes. Informe-se sobre as novas tendências, técnicas e equipamentos em sua profissão ou seu negócio. Leia jornais e livros especializados. Não importa se você trata de pacientes ou conserta carros, tente ser o melhor no que faz. Seu investimento lhe dará retorno em auto-estima, confiança e satisfação com o trabalho e os lucros.

• EQUILIBRE O DESENVOLVIMENTO PROFISSIONAL E O CRESCIMENTO PESSOAL: Estimule seu cérebro com passatempos e atividades que exijam criatividade. Escreva, desenhe, pinte, faça música, jogue xadrez, dance, cante. Ocupado demais? Dedique a seu tempo criativo o mesmo respeito que dispensa a seu tempo profissional. Reserve um espaço diário para a diversão.

• BÔNUS: Dedique tempo de qualidade com as pessoas mais importantes em sua vida – cônjuge, amigos ou filhos – desempenhando atividades criativas. Nunca se sabe quando se pode partilhar um interesse comum. Era isso que acontecia comigo quando meu tio vinha me visitar. Ele era um artista, e sempre levava blocos de desenho e lápis para mim e meus irmãos. Então, nos ensinava a desenhar. Quando eu tinha quatro anos, ele me ensinou a jogar xadrez. Eu não desenho como Rembrandt ou jogo xadrez como Kasparov, mas esta não é a questão. Graças à dádiva de tempo de meu tio, descobri duas fugas criativas que aprecio até hoje.

CRESCIMENTO ESPIRITUAL

• CONTEMPLE SEU OBJETIVO NA VIDA: Para que você está aqui? Quando você não sabe ao certo qual é seu objetivo na vida, tende a passar por ela sem direção. Essa falta de foco freqüentemente leva a decisões ruins no campo pessoal e nos negócios, a desordens alimentares, ao abuso de drogas e muitos outros enganos que desperdiçam a vida.

• Arranje tempo para a auto-renovação: Reserve um tempo todos os dias para refletir sobre seus objetivos e sonhos. Se você acredita em Deus ou em um poder superior, pode rezar por orientação para usar da melhor forma seus talentos a fim de alcançar seu objetivo de vida. Não importa onde você esteja – em casa, a caminho do trabalho, no campo de golfe ou no chuveiro –, sempre pode dedicar alguns minutos a refletir sobre quem você é, o que realizou e como se encaixa no quadro geral.

Dica. Passe seu tempo de auto-renovação concentrado no amor e na bondade. Você não gasta tempo demais pensando no que tem de fazer e no pouco tempo que tem para fazê-lo? Não abate o moral ver raiva, injustiça e violência no noticiário, à noite? Você não pode controlar os atos e pensamentos dos outros, mas pode controlar os seus. Escolha se ater ao que é certo e positivo durante alguns minutos por dia. Faz bem para a alma.

• Ame e sirva aos outros: Esse é um dos melhores modos de começar a descobrir seu objetivo na vida. Independentemente de sua situação econômica, idade, raça ou religião, você pode amar e servir aos outros demonstrando interesse e dedicando seu tempo àqueles menos afortunados.

A maioria de nós não vive à altura dos bons atos de Madre Teresa, mas podemos experimentar as mesmas alegria e bondade apenas servindo às pessoas mais próximas de nós. Esse princípio é mais evidente em sua capacidade de dar forma à vida das crianças.

Como descrevemos o trabalho dos pais? Os pais *criam* ou *formam* os filhos. Eles não os destroem. Um dos modos mais fáceis de formar os filhos é elogiá-los pelas coisas certas que eles fazem!

Você não precisa ser pai ou mãe para ter um impacto enorme na vida de uma criança. Conhece mães e pais solteiros que lutam para criar os filhos? Gestos simples, como incluir os filhos deles em suas próprias atividades familiares pode fazer toda a diferença.

Eu sei, porque isso aconteceu comigo. Meu pai deixou minha mãe quando eu tinha sete anos. Eu tinha dois irmãos mais velhos e uma irmã mais nova. Minha mãe fora dona-de-casa 15 anos. Ela não tinha habilidades negociáveis – e precisava nos sustentar. Trabalhava em troca de um salário mínimo. Não havia dinheiro para pagar alguém que cuidasse de nós.

Felizmente, os vizinhos do outro lado da rua se preocuparam com nossa súbita mudança de sorte. Eles fizeram o possível para ficar atentos a mim e a meus irmãos enquanto nossa mãe trabalhava. E nos incluíram em muitas de suas atividades familiares. Eu me lembro de que me levavam para fazer esqui na água e moto-esqui na neve, e até mesmo em suas férias de verão.

Foi muito importante – e ainda é – o fato de eles terem aberto seu coração para mim. Com o correr dos anos, percebi que, de muitos modos, eles salvaram minha vida. Sem um pai e com uma mãe que trabalhava o tempo todo, eu precisava da segurança de saber que alguém se importava comigo. Quem sabe que tipos de escolhas de vida eu teria feito se não tivesse contado com essa segurança e esse amor?

Talvez um simples conselho de minha falecida avó resuma isso melhor. Ela dizia: "Sempre que fico deprimida, ou começo a ter pena de mim mesma, faço algo de bom por alguém. Isso me faz sentir muito melhor." Obrigado, vovó Markham!

• SIRVA À SUA COMUNIDADE: O serviço comunitário é outro ótimo modo de amar e servir aos outros. Se você tem filhos na escola, envolva-se em programas de apoio que melhorem a qualidade da educação. Ajude em projetos que oferecem às crianças atividades positivas fora dos horários de aula que as mantêm longe de problemas!

Organizações de apoio à infância e à juventude ajudam os jovens a desenvolver habilidades de liderança e trabalho de equipe. Além disso, promovem idéias saudáveis sobre o valor de servir aos outros.

MAIS UMA COISA

Todos viemos de ambientes e experiências de vida diferentes. Essas experiências podem encher nossa vida de esclarecimento e alegria – ou nos aprisionar em comportamentos doentios e, às vezes, perigosos. Se você tem comportamentos ou vícios que o impedem de perceber o potencial de sua vida, tem o dever para consigo mesmo e com seus entes queridos de buscar ajuda profissional. Se o dinheiro é um problema, há programas gratuitos que podem ajudá-lo. Procure informações.

Parte VI

Receitas do programa Saúde Total

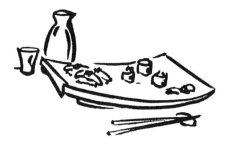

Aperitivos e lanches ricos em proteínas

Quadrados de abobrinha e queijo

1 dente de alho bem picado
6 ovos batidos
1 cebola pequena picada
3 xícaras de queijo cheddar em tiras
2 ½ xícaras de abobrinha em tiras
½ xícara de azeite de oliva ou óleo de açafrão
½ colher (chá) de sal
½ colher (chá) de manjericão
½ colher (chá) de orégano
¼ de colher (chá) de pimenta-do-reino
½ xícara de queijo parmesão ralado
⅓ de xícara de farinha de rosca
¼ de xícara de sementes de gergelim tostadas

Preaqueça o forno a 325°. Doure a cebola e o alho no óleo até ficarem macios. Acrescente a abobrinha e cozinhe até ficar macia, mas ainda crocante. Misture os ovos com a farinha de rosca, os temperos, o queijo cheddar e a abobrinha. Espalhe a mistura em uma assadeira untada de aproximadamente 20 x 30cm. Polvilhe com o parmesão e as sementes de gergelim. Asse por 30 minutos ou até sentir que está firme, tocando levemente no centro. Deixe esfriar por pelo menos 15 minutos. Corte em quadrados de 2,5cm e sirva quente, à temperatura ambiente ou frio.

Rendimento: 120 quadrados

Fatos nutricionais por porção
Proteína: 2g
Carboidrato: 1g

Enrolado de peru

30g de peru
1 azeitona verde recheada com pimentão

Este é um ótimo modo de usar as sobras dos feriados. Corte uma tira fina de peru. Enrole-a ao redor de uma azeitona e espete com um palito. Está pronto para mergulhar em seu molho favorito.

Rendimento: 1 unidade

FATOS NUTRICIONAIS POR PORÇÃO
PROTEÍNA: 7G
CARBOIDRATO: 1G

Rolinhos de salmão defumado

115g de cream cheese
1 colher (sopa) de sumo de limão
1 colher (sopa) de cebola ralada
pimenta-do-reino preta recém-moída
salsa picada
2 fatias de salmão defumado

Com o cream cheese em temperatura ambiente, junte o sumo de limão, a cebola ralada e um pouco de pimenta. Misture bem. Espalhe sobre as fatias de salmão, enrole como um rocambole e corte em pedaços de 5cm. Deixe gelar por algumas horas. Passe as duas extremidades dos rolinhos em salsa picada antes de servir.

Rendimento: 6 porções

FATOS NUTRICIONAIS POR PORÇÃO
PROTEÍNA: 6G
CARBOIDRATO: 1G

Abacate recheado com salmão

230g de cream cheese soft
500g de salmão em lata escorrido
3 abacates
1 colher (sopa) de sumo de limão
2 colheres (chá) de molho inglês
1 ½ colher (chá) de sal
⅛ de colher (chá) de pimenta-do-reino

Com uma colher de pau, bata em uma tigela grande todos os ingredientes, exceto o abacate, até a mistura ficar fofa. Abra os abacates no sentido do comprimento, remova o caroço e passe o sumo de limão para evitar que escureçam. Encha cada metade com a mistura de cream cheese. Leve à geladeira por cerca de 1 hora.

Rendimento: 6 porções

FATOS NUTRICIONAIS POR PORÇÃO
PROTEÍNA: 11G
CARBOIDRATO: 5G

Tomates ligeiros

3 tomates grandes
115g de queijo suíço em tiras
280g de brócolis picados, cozidos e escorridos
¼ de xícara de cebola picada

Corte os tomates em fatias de cerca de 2cm de largura. Polvilhe levemente cada fatia com sal. Reserve 2 colheres (sopa) do queijo em tiras e misture o restante com os brócolis e a cebola. Coloque as fatias de tomate sobre uma chapa para grelhar e despeje a mistura de brócolis. Polvilhe com o queijo reservado. Grelhe a cerca de 20cm da fonte de calor por 10 a 12 minutos, ou até que o queijo borbulhe e as fatias de tomate fiquem aquecidos.

Rendimento: 6 porções

FATOS NUTRICIONAIS POR PORÇÃO
PROTEÍNA: 6,5G
CARBOIDRATO: 6,6G

Azeitonas com ervas

2 xícaras de azeitonas pretas ou verdes sem caroço
2 pimentas chilli pequenas, secas
2 dentes de alho
2 colheres (sopa) de folhas de aipo picadas finas
2 colheres (sopa) de alcaparras escorridas
12 folhas de alecrim
1 folha de ouro
1 xícara de azeite de oliva

Em um pote de vidro com tampa, junte todos os ingredientes e despeje azeite suficiente para cobri-los. Tampe o pote e agite bem. Leve à geladeira por 3 ou 4 dias antes de usar e agite o frasco várias vezes durante esse período. Remova o alho se as azeitonas ficarem armazenadas durante muito tempo.

Rendimento: 3 xícaras

FATOS NUTRICIONAIS POR PORÇÃO
PROTEÍNA: —
CARBOIDRATO: 1G

Enrolado de presunto

30g de presunto fatiado fino
30g de queijo cheddar ou suíço em cubos

Enrole os quadrados de queijo com o presunto. Sirva mergulhando em sua mostarda favorita.

Rendimento: 1 porção

FATOS NUTRICIONAIS POR PORÇÃO
PROTEÍNA: 14G
CARBOIDRATO: —

Cogumelos recheados com caranguejo

230g de cream cheese à temperatura ambiente
1 colher (sopa) de cebolinha verde picada
½ xícara de carne de caranguejo escorrida
½ colher (chá) de molho inglês
250g de cogumelos frescos limpos e sem talo
¼ de xícara de queijo parmesão ralado

Em uma tigela, misture todos os ingredientes exceto os cogumelos e o queijo parmesão. Recheie os cogumelos com a mistura de caranguejo, caprichando na parte de cima. Polvilhe com queijo parmesão. Asse a 350° até o recheio dourar.

Rendimento: 8 porções

FATOS NUTRICIONAIS POR PORÇÃO
PROTEÍNA: 2G
CARBOIDRATO: 1G

Enrolado de carne

30g de rosbife fatiado fino
1 azeitona verde recheada

Enrole o rosbife na azeitona e espete com um palito. Sirva com molho de raiz-forte e mostarda de Dijon.

Rendimento: 1 porção

FATOS NUTRICIONAIS POR PORÇÃO
PROTEÍNA: 7G
CARBOIDRATO: 1G

Coquetel de caranguejo e abacate

1 abacate
170g de carne de caranguejo
3 cebolinhas verdes picadas finas
1 colher (sopa) de maionese light
1 colher (chá) de azeite de oliva
½ colher (chá) de sal
½ colher (chá) de pimenta-do-reino
½ colher (chá) de noz-moscada
½ colher (chá) de páprica

Pique o abacate e acrescente o caranguejo, as cebolinhas, a maionese, o azeite, o sal, a pimenta-do-reino e a noz-moscada. Misture e sirva em uma taça de coquetel sobre gelo, polvilhado com páprica.

Rendimento: 2 porções

FATOS NUTRICIONAIS POR PORÇÃO
PROTEÍNA: 14G
CARBOIDRATO: 5G

Camarão grelhado picante

1kg de camarão médio fresco ou 700g de camarão graúdo congelado
1 colher (chá) de pimenta-malagueta em pó
1 colher (sopa) de vinagre
¼ de colher (chá) de pimenta-do-reino
1 dente de alho picado ou amassado
1 colher (chá) de sal
1 colher (chá) de manjericão
1 colher (sopa) de hortelã fresca picada fina ou 1 colher (chá) de hortelã seca
¾ de xícara de óleo de açafrão

Em uma tigela, junte a pimenta-malagueta em pó com o vinagre, a pimenta-do-reino, o alho, o sal, o manjericão e a hortelã. Acrescente o óleo de açafrão e misture bem. Despeje sobre os camarões, cubra e deixe na geladeira marinando por pelo menos 4 horas, ou durante a noite. Grelhe os camarões em espetos sobre carvão por 6 a 10 minutos (dependendo do tamanho), virando uma vez e regando bastante com a marinada, ou leve-os ao forno, também virando uma vez e regando bem.

Rendimento: cerca de 50 aperitivos ou 6 porções como prato principal

Fatos nutricionais por porção
Proteína: 37g
Carboidrato: 1g

Saladas, molhos e sopas

Saladas

Salada Caesar de frango

- 1 dente de alho
- ¾ de xícara de azeite de oliva
- 4 peitos de frango
- 2 molhos grandes de alface romana
- ½ colher (chá) de sal
- Pimenta-do-reino recém-moída
- 2 ovos cozidos por 1 minuto e resfriados
- sumo de 1 limão grande
- 6 a 8 filés de anchova picados
- ½ xícara de queijo parmesão ralado

Amasse o alho em uma tigela pequena, despeje o azeite e deixe descansar por algumas horas. Corte cada peito de frango em 4 tiras, no sentido do comprimento, sele rapidamente em óleo quente e reserve. Em uma saladeira grande, rasgue a alface em pedaços e salpique com o sal e uma quantidade generosa de pimenta-do-reino. Despeje ½ xícara do azeite com alho sobre a salada e misture até todas as folhas ficarem brilhantes. Quebre os ovos cozidos dentro da salada, esprema o limão e misture bem. Acrescente as anchovas, o frango e o queijo. Misture novamente e sirva.

Rendimento: 4 porções

FATOS NUTRICIONAIS POR PORÇÃO
PROTEÍNA: 28G
CARBOIDRATO: 8G

Salada fria de aspargos

4 xícaras de água
500g de aspargos cortados em diagonal
1 dente de alho bem picado
2 colheres (sopa) de molho de soja claro
2 colheres (sopa) de óleo de sementes de gergelim
¼ de colher (chá) de Splenda.

Ferva a água em uma panela wok. Acrescente os aspargos e deixe ferver por 1 minuto. Escorra e enxagüe em água fria. Misture o restante dos ingredientes em uma tigela e despeje sobre os aspargos. A salada pode ser mantida em um pote tampado na geladeira durante cerca de uma semana.

Rendimento: 4 porções

FATOS NUTRICIONAIS POR PORÇÃO
PROTEÍNA: –
CARBOIDRATO: 5G

Salada de couve-flor

2 xícaras de couve-flor cortada em raminhos
½ xícara de azeitonas pretas sem caroço
⅓ de xícara de pimentão verde picado
¼ de xícara de pimentão doce picado
3 colheres (sopa) de cebola picada

MOLHO
4 ½ colheres (sopa) de óleo de açafrão
1 ½ colher (sopa) de sumo de limão
1 ½ colher (sopa) de vinagre de vinho
1 colher (chá) de sal
¼ de colher (chá) de Splenda
1 pitada de pimenta-do-reino

Em uma tigela média, misture a couve-flor, as azeitonas, o pimentão verde, o pimentão doce e a cebola. Para fazer o molho, coloque em uma tigela pequena o óleo, o sumo de limão, o vinagre, o sal, Splenda e a pimenta-do-reino. Use um mixer para misturar bem. Despeje o molho sobre a mistura de couve-flor e leve à geladeira por pelo menos 1 hora. Mantenha coberto. Sirva em uma saladeira ou em pratos individuais, sobre folhas de alface.

Rendimento: 4 porções

FATOS NUTRICIONAIS POR PORÇÃO
PROTEÍNA: –
CARBOIDRATO: 5G

Salada Califórnia de repolho cru

4 xícaras de repolho em tiras finas
¼ de xícara de aipo fatiado fino
½ xícara de pepino picado
2 colheres (sopa) de pimentão verde picado
2 colheres (sopa) de cebolinha verde picada
1 colher (sopa) de salsa picada
1 colher (sopa) de sumo de limão
¼ de xícara de maionese
¼ de xícara de creme azedo light
½ colher (chá) de sal
½ colher (chá) de Splenda
1 pitada de pimenta-do-reino
1 pitada de páprica
1 abacate

Junte o repolho, o aipo, o pepino, o pimentão verde, a cebolinha e a salsa. Para o molho, misture o sumo de limão, a maionese, o creme azedo, o sal, Splenda, a pimenta-do-reino e a páprica, até ficar uniforme. Se fizer o molho com antecedência, cubra e mantenha na geladeira. Imediatamente antes de servir, descasque e corte o abacate em cubos. Junte os cubos de abacate e o molho à salada e misture delicadamente.

Rendimento: 6 porções

FATOS NUTRICIONAIS POR PORÇÃO
PROTEÍNA: 1G
CARBOIDRATO: 6G

Salada de abacate e cebola vermelha

2 molhos de alface manteiga, lavada e gelada
1 abacate maduro
1 cebola roxa grande picada
azeite de oliva
vinagre

Em uma saladeira, rasgue a alface em pedaços pequenos. Junte o abacate, descascado e cortado em pedaços grandes. Acrescente a cebola. Misture o azeite de oliva e o vinagre e despeje por cima imediatamente antes de servir.

Rendimento: 6 porções

FATOS NUTRICIONAIS POR PORÇÃO
PROTEÍNA: 1,3G
CARBOIDRATO: 6,6G

Salada de frutos do mar

1 xícara de halibute cozido descamado
1 xícara de carne de caranguejo
1 xícara de aipo picado
½ xícara de maionese
¼ de xícara de picles doces picados
2 colheres (sopa) de sumo de limão

Misture todos os ingredientes e leve à geladeira até resfriar bem. Sirva sobre folhas de alface.

Rendimento: 2 porções

FATOS NUTRICIONAIS POR PORÇÃO
PROTEÍNA: 12G
CARBOIDRATO: 5G

Salada de frango ao molho curry

500g de frango picado (carne branca e escura)
1 maçã verde cortada em cubos
1 colher (chá) de caldo de galinha em pó
1 colher (chá) bem cheia de curry em pó
½ colher (chá) de alho em pó
½ colher (chá) de pimenta-do-reino moída grosseiramente
maionese a gosto

Misture todos os ingredientes. Acrescente maionese a gosto.

Rendimento: 4 porções

FATOS NUTRICIONAIS POR PORÇÃO
PROTEÍNA: 21G
CARBOIDRATO: 5G

Salada de abobrinha marinada

1 ½ xícara de caldo de carne
8 abobrinhas médias
16 tomates-cereja
alface manteiga ou vermelha
115g de azeitonas pretas fatiadas

MARINADA PICANTE
½ xícara de azeite de oliva
⅓ de xícara de vinagre de vinho
3 colheres (chá) de mostarda de Dijon
¾ de colher (chá) de sal
¼ de colher (chá) de pimenta
3 colheres (sopa) de pimentão verde picado
3 colheres (sopa) de cebolinha picada
3 colheres (sopa) de salsa picada
1 colher (chá) de estragão seco

Para fazer a marinada, misture em um liquidificador ou processador de alimentos o azeite, o vinagre, a mostarda, o sal e a pimenta-do-reino, até obter um molho homogêneo. Coloque em uma tigela pequena. Misture o pimentão verde, a cebolinha, a salsa e o estragão. Em uma caçarola grande, ferva o caldo de carne. Acrescente as abobrinhas inteiras. Cubra e cozinhe por 8 minutos, até amaciarem. Não cozinhe demais; elas ficarão mais macias quando marinarem. Retire as abobrinhas do caldo e as mergulhe imediatamente em água gelada, para interromper o cozimento. Escorra e corte-as em oito partes, no sentido do comprimento. Ponha em uma fôrma de vidro refratário de aproximadamente 20 x 30cm. Acrescente os tomates e despeje por cima a marinada. Cubra com filme plástico e leve à geladeira por uma noite. Sirva sobre folhas de alface em uma travessa grande ou em pratos individuais. Corte os tomates ao meio e disponha ao redor das abobrinhas. Guarneça com as azeitonas fatiadas e salpique um pouco mais da marinada por cima.

Rendimento: 4 porções

FATOS NUTRICIONAIS POR PORÇÃO
PROTEÍNA: 1G
CARBOIDRATO: 5G

Salada oriental de repolho cru

½ cabeça de repolho picado grosseiramente
4 cebolinhas picadas
¼ de xícara de lascas de amêndoas
¼ de xícara de sementes de gergelim
1 colher (chá) de sal
1 colher (chá) de pimenta-do-reino
¾ de xícara de azeite de oliva ou óleo de açafrão
6 colheres (sopa) de vinagre de arroz

Leve uma caçarola ao fogo e torre ligeiramente as amêndoas e sementes de gergelim. Misture todos os ingredientes e regue com a mistura de azeite ou óleo e vinagre de arroz.

Rendimento: 4 porções

FATOS NUTRICIONAIS POR PORÇÃO
PROTEÍNA: 2G
CARBOIDRATO: 7G

Molhos

Molho cremoso de alho

2 dentes de alho médios picados
1 ovo
¾ de xícara de azeite de oliva ou óleo de açafrão
¼ de xícara de vinagre de vinho
½ colher (chá) de sal
¼ de colher (chá) de pimenta-do-reino

Bata todos os ingredientes no liquidificador até obter uma mistura cremosa. Leve à geladeira por algumas horas ou durante a noite. Sirva com as verduras de sua escolha.

Rendimento: cerca de 1 ¼ de xícara

FATOS NUTRICIONAIS POR PORÇÃO
PROTEÍNA: 2G
CARBOIDRATO: –

Molho grego

½ xícara de azeite de oliva
½ xícara de queijo feta ou cottage esmigalhado
3 colheres (sopa) de vinagre de vinho
½ colher (chá) de orégano

Misture bem todos os ingredientes. Leve à geladeira por algumas horas ou durante a noite. Sirva com as verduras de sua escolha.

Rendimento: 1 xícara

FATOS NUTRICIONAIS POR PORÇÃO
PROTEÍNA: 2G
CARBOIDRATO: –

Vinagrete italiano

¾ de xícara de azeite de oliva ou óleo de açafrão
¼ de xícara de vinagre de vinho
1 dente de alho grande amassado
1 colher (chá) de sal
½ colher (chá) de manjericão seco
½ colher (chá) de orégano seco

Misture bem todos os ingredientes. Leve à geladeira por algumas horas ou durante a noite. Sirva com as verduras de sua escolha.

Rendimento: cerca de 1 xícara

FATOS NUTRICIONAIS POR PORÇÃO
PROTEÍNA: −
CARBOIDRATO: −

Sopas

Sopa fria de guacamole

½ xícara de leite
2 abacates
1 pimentão verde picado
1 cebola pequena picada
2 colheres (sopa) de sumo de limão
1 colher (chá) de sal
3 xícaras de iogurte natural
hortelã ou salsa para guarnecer

Bata todos os vegetais com leite no liquidificador. Quando a mistura ficar homogênea, acrescente o iogurte. Leve à geladeira. Sirva guarnecido com folhas de hortelã ou salsa.

Rendimento: 4 porções

FATOS NUTRICIONAIS POR PORÇÃO
PROTEÍNA: 7G
CARBOIDRATO: 12G

Gaspacho

4 tomates grandes maduros sem pele e picados
1 pepino grande descascado e cortado em cubos
1 cebola média bem picada
1 pimentão verde sem sementes bem picado
1 xícara de molho de tomate, água fria ou caldo de galinha
2 dentes de alho pequenos amassados ou picados
3 colheres (sopa) de azeite de oliva
1 colher (sopa) de vinagre de vinho
sal e pimenta-do-reino a gosto

Misture os tomates, o pepino, a cebola, o pimentão verde, o molho de tomate, o vinagre, o azeite de oliva e o alho; acrescente sal e pimenta-do-reino a gosto. Leve à geladeira e sirva bem fria.

Rendimento: 6 porções

FATOS NUTRICIONAIS POR PORÇÃO
PROTEÍNA: 1G
CARBOIDRATO: 8G

Sopa de abobrinha

1,5kg de abobrinha cortada em cubos
3 ¼ xícaras de água
4 tiras de bacon cortadas finas (não cozinhe de antemão)
1 cubo de caldo de carne com legumes
1 cebola picada
1 dente de alho pequeno
sal e pimenta-do-reino a gosto

Cozinhe todos os ingredientes em uma caçarola por aproximadamente 1 hora, até ficarem macios. Bata a mistura no liquidificador e sirva.

Rendimento: 4 porções

FATOS NUTRICIONAIS POR PORÇÃO
PROTEÍNA: 5,5G
CARBOIDRATO: 6,5G

Entradas ricas em proteínas

Carne bovina

Costela de primeira

> 2 cabeças de alho descascado
> 1 colher (chá) de sal
> 3kg de costela, com a gordura retirada e reservada
> 12 folhas de louro
> pimenta-do-reino
> 2 xícaras de vinho tinto

Preaqueça o forno a 450°. Bata o alho em um liquidificador ou processador de alimentos até ficar pastoso. Cubra a parte superior e as laterais da costela com uma camada uniforme da pasta de alho e por cima coloque as folhas de louro. Firme no lugar com um barbante de cozinha. Polvilhe toda a carne com sal e pimenta-do-reino a gosto. Coloque em uma assadeira e despeje sobre ela o vinho tinto. Asse por 2 horas (20 minutos para cada 500g), até ficar ao ponto. Espere 5 minutos antes de trinchar.

Rendimento: 8 porções

FATOS NUTRICIONAIS POR PORÇÃO
PROTEÍNA: 28G
CARBOIDRATO: 1G

Costela desossada ao forno

> 3 colheres (sopa) de molho hoisin*
> 2 colheres (sopa) de molho de soja claro
> 2 colheres (sopa) de mel
> 1 colher (sopa) de xerez

---

* Molho à base de soja aromatizado com especiarias, tradicional da culinária asiática. (*N. do E.*)

1 colher (sopa) de molho de tomate
1 colher (sopa) de Splenda
1 dente de alho bem picado
1kg de costela desossada cortada em 3 pedaços no sentido do comprimento

Preaqueça o forno a 350°. Misture todos os ingredientes, exceto a costela, em um prato ou em uma panela rasa. Acrescente a costela e deixe marinando durante a noite. Forre uma assadeira rasa com papel-alumínio e leve a costela ao forno por 45 minutos. Diminua a temperatura para 325° e asse por mais 15 minutos. Quando a costela diminuir de tamanho, estará pronta.

Rendimento: 4 a 6 porções

FATOS NUTRICIONAIS POR PORÇÃO
PROTEÍNA: 24G
CARBOIDRATO: 2G

Bife mexicano

4 bifes de cerca de 170g cada
2 dentes de alho amassados
1 cebola grande fatiada
500g de cogumelos fatiados
270mL de caldo de carne
270mL de vinho tinto
4 medidas pequenas de molho de pimenta verde

Em uma assadeira, disponha em camadas os bifes, o alho, a cebola e os cogumelos. Misture o caldo de carne, o vinho e o molho de pimenta. Despeje na assadeira e leve ao forno a 350° por uma hora ou até atingir o ponto.

Rendimento: 4 porções

FATOS NUTRICIONAIS POR PORÇÃO
PROTEÍNA: 42G
CARBOIDRATO: 4G

Carne assada à moda mexicana

1kg de aba de filé

MARINADA
3 colheres (sopa) de mel
2 colheres (sopa) de vinagre
2 a 3 cebolinhas inteiras
1 colher (chá) de alho em pó
1 colher (chá) de gengibre fresco ralado
¾ de xícara de azeite de oliva
¼ de xícara de molho de soja

Bata todos os ingredientes da marinada no liquidificador. Deixe a carne marinando por pelo menos 24 horas. Asse-a na brasa regando com a marinada. Delicioso!

Rendimento: 8 porções

FATOS NUTRICIONAIS POR PORÇÃO
PROTEÍNA: 24G
CARBOIDRATO: 2G

Carne com broto de feijão

250g de aba de filé cortada em tiras
1 colher (chá) de sal
1 ½ colher (chá) de amido de milho
4 colheres (sopa) de azeite de oliva
2 xícaras de broto de feijão
1 colher (sopa) de xerez
2 colheres (sopa) de molho de soja claro
1 colher (chá) de Splenda dissolvido em 2 colheres (chá) de água (se necessário)

Com as mãos, misture bem a carne, ½ colher (chá) de sal, o amido de milho e 1 colher (sopa) do azeite. Aqueça 2 colheres (chá) do azeite a 400º em uma panela wok. Sele a carne no azeite quente por 2 minutos. Retire, reserve e lave a panela. Aqueça outra colher (sopa) do azeite a 400º e acrescente os brotos de feijão. Adicione ½ colher (chá) de sal e espere mais 1 minuto. Junte a carne, o xerez, o molho de soja e Splenda. Mexa constantemente por 2 minutos. Se a mistura estiver muito rala, engrosse com amido de milho até atingir a consistência desejada.

Rendimento: 4 porções

FATOS NUTRICIONAIS POR PORÇÃO
PROTEÍNA: 28G
CARBOIDRATO: 2G

Carne com brócolis na panela wok

1 colher (chá) de amido de milho
1 colher (chá) de molho de soja
1 xícara de carne macia fatiada
1 dente de alho picado
2 colheres (sopa) de azeite de oliva
2 xícaras de talos de brócolis cortados finos transversalmente
60g de cogumelos em lata
½ colher (chá) de sal
⅓ de xícara de caldo de carne

Em uma tigela, misture o amido de milho, o óleo de soja e a carne. Em uma panela wok com tampa, salteie levemente o alho no azeite; acrescente a mistura de carne, salteie e retire. Acrescente os brócolis, os cogumelos, o sal e o caldo de carne e deixe levantar fervura. Tampe a panela, reduza o calor e cozinhe por cerca de 4 minutos. Junte novamente a carne e cozinhe por mais 1 a 2 minutos com a panela destampada. Sirva imediatamente.

Rendimento: 2 porções

FATOS NUTRICIONAIS POR PORÇÃO
PROTEÍNA: 28G
CARBOIDRATO: 10G

Goulash húngaro

3 cebolas grandes
1 colher (sopa) de azeite de oliva
1 colher (chá) de sementes de alcaravia
½ colher (chá) de manjerona
1 colher (chá) de sal
2 a 4 colheres (chá) de páprica
1 colher (chá) de vinagre
1kg de acém cortado em cubos de 2,5cm
1 xícara de vinho tinto seco

Doure as cebolas no azeite até ficarem macias. Acrescente as sementes de alcaravia, a manjerona, o sal e a páprica umedecidos com o vinagre e misture bem. Junte a carne e doure bem os dois lados. Acrescente o vinho, cubra e cozinhe em fogo brando por cerca de 2 horas ou até a carne ficar macia. Acrescente água durante o cozimento, se necessário.

Rendimento: 8 porções

FATOS NUTRICIONAIS POR PORÇÃO
PROTEÍNA: 28G
CARBOIDRATO: 2G

Ensopado de carne e cogumelos

2 colheres (chá) de azeite de oliva
700g de carne de segunda cortada em cubos
1 lata de caldo de carne
1 xícara de água
¼ de xícara de molho de tomate
1 colher (chá) de mostarda preparada
1 dente de alho grande amassado ou bem picado
molho Tabasco
½ colher (chá) de sal
1 pitada generosa de pimenta
2 cebolas grandes divididas em quartos
1 pimentão verde pequeno picado
1 ½ xícara de cogumelos fatiados
2 colheres (sopa) de farinha de trigo

Aqueça o azeite de oliva em fogo médio. Acrescente a carne e doure os dois lados. Escorra a gordura. Some o caldo de carne, a água, o molho de tomate, a mostarda, o alho, o tabasco, o sal e o pimentão. Cubra e cozinhe em fogo brando por 1 hora e meia. Junte as cebolas e cozinhe por mais 40 minutos. Acrescente o pimentão verde e os cogumelos e cozinhe por mais 20 minutos. Pouco a pouco, misture ¼ de xícara de água com a farinha de trigo até ficar macia. Junte ao ensopado, mexendo devagar. Cozinhe sem parar de mexer até engrossar.

Rendimento: 4 porções

FATOS NUTRICIONAIS POR PORÇÃO
PROTEÍNA: 35G
CARBOIDRATO: 4G

Carne suína

Lombinho de porco recheado

115g de cogumelos frescos
700g de lombinho de porco
sal
pimenta-do-reino
1 medida de 200mL de pimentões vermelhos assados
¼ de xícara de salsa fresca picada
2 colheres (sopa) de azeite de oliva
3 dentes de alho picados
1 xícara de caldo de galinha
2 colheres (sopa) de farinha de soja
2 colheres (sopa) de vinho branco seco ou xerez

Pique bem metade dos cogumelos; fatie o restante e reserve. Abra o lombinho com um corte no sentido do comprimento até quase a metade, deixando apenas 1,5cm por cortar. Abra e achate. Bata até ficar com 0,5cm e polvilhe com ½ colher (chá) de sal e ½ colher (chá) de pimenta-do-reino. Cubra com uma camada de pimentões assados e junte a salsa e os cogumelos. Enrole e amarre com um barbante. Tempere o lombinho com sal e pimenta-do-reino. Aqueça o azeite de oliva em uma caçarola e doure cada lado do lombinho por 2 minutos. Junte o alho no último minuto. Some o caldo de carne; tempere com sal e pimenta-do-reino. Diminua o fogo para médio; cubra e cozinhe por 20 minutos. Retire o lombinho e aumente o fogo para médio-alto e ferva os sucos na caçarola. Acrescente os cogumelos fatiados e o vinho ou o xerez; cozinhe até engrossar um pouco. Sirva sobre o lombinho.

Rendimento: 6 porções

FATOS NUTRICIONAIS POR PORÇÃO
PROTEÍNA: 28G
CARBOIDRATO: 5G

Porco com chucrute

1,5kg de carne de porco magra e fresca
1 medida média de chucrute
4 a 6 dentes de alho bem picados
1 xícara de água

Retire a gordura da carne de porco e corte-a em cubos pequenos. Escorra o chucrute e enxágüe com água. Derreta a gordura aparada em uma caçarola e doure ligeiramente os cubos de carne. Acrescente o alho picado, o chucrute e a água. Cubra e deixe levantar fervura. Cozinhe em fogo brando por 2 horas ou até a carne ficar macia, mexendo de vez em quando.

Rendimento: 4 porções

FATOS NUTRICIONAIS POR PORÇÃO
PROTEÍNA: 42G
CARBOIDRATO: 5G

Pimentões recheados com carne de porco

500g de carne de porco moída
½ colher (chá) de sal
3 colheres (sopa) de molho de soja claro
1 colher (sopa) de xerez
1 fatia de gengibre bem picada
1 cebolinha bem picada
¼ de xícara de água
1 ½ colher (chá) de amido de milho, dissolvido em 1 colher (sopa) de água
¼ de xícara de óleo
8 pimentões verdes pequenos
1 xícara de caldo de galinha
½ colher de chá de Splenda

Tempere o porco com o sal, 1 colher (sopa) do molho de soja, o xerez, o gengibre, a cebolinha, a água e o amido de milho dissolvido em água. Descarte as hastes dos pimentões, faça um corte superior e retire as sementes. Lave e seque bem os pimentões. Recheie-os com a mistura de porco. Aqueça o óleo a 350° em uma panela wok. Sele os pimentões no óleo por 1 minuto. Acrescente 2 colheres (sopa) do molho de soja, o caldo de galinha e Splenda. Deixe levantar fervura. Diminua a temperatura e cozinhe em fogo brando por 20 minutos.

Rendimento: 4 porções

FATOS NUTRICIONAIS POR PORÇÃO
PROTEÍNA: 28G
CARBOIDRATO: 4G

Aves

Frango com limão à moda asiática

2 colheres (sopa) de xerez seco
1 colher (chá) de molho de soja
4 peitos de frango de 90g desossados
½ xícara de caldo de galinha
2 colheres (sopa) de sumo de limão fresco
2 colheres (chá) de amido de milho
2 colheres (chá) de óleo de gergelim
1 colher (chá) de gengibre fresco descascado e picado

Em uma tigela média, misture o xerez e o molho de soja e acrescente o frango, sacudindo para umedecê-lo bem. Deixe descansar por 10 minutos. Em uma tigela pequena, misture o caldo de carne, o sumo de limão e o amido de milho, mexendo até dissolver o amido, e depois reserve. Aqueça o óleo em uma caçarola grande antiaderente. Acrescente o gengibre e cozinhe por 2 minutos, mexendo constantemente. Junte o frango e cozinhe cada lado por 2 minutos, até dourar. Ferva a mistura de caldo de carne e deixe cozinhar por 1 minuto, mexendo constantemente, até o líquido engrossar.

Rendimento: 4 porções

FATOS NUTRICIONAIS POR PORÇÃO
PROTEÍNA: 21G
CARBOIDRATO: 1G

Frango barbecue

2 xícaras de água
½ xícara de vinagre
6 dentes de alho descascados
½ colher (chá) de pimenta-do-reino recém-moída
1kg de frango sem pele cortado em 4 partes iguais

MOLHO BARBECUE
⅓ de xícara de molho de tomate

1 colher (sopa) de açúcar mascavo claro
1 colher (sopa) de cebola ralada
2 colheres (chá) de vinagre de cidra
1 colher (chá) de molho inglês
1 colher (chá) de mostarda de Dijon

Para preparar a marinada, misture em um saco plástico as 2 xícaras de água com o vinagre, o alho e a pimenta. Junte o frango; sele o saco, pressionando para tirar todo o ar, e sacuda para cobrir toda a carne. Guarde na geladeira por pelo menos 2 horas ou durante a noite, virando o saco de vez em quando. Prepare a churrasqueira com a grelha a 15cm do carvão.

Para fazer o molho barbecue, misture em uma caçarola pequena o molho de tomate, o açúcar mascavo, a cebola, o vinagre, o molho inglês e a mostarda. Deixe levantar fervura; diminua o fogo e cozinhe em temperatura branda por 5 minutos. Escorra e descarte a marinada. Asse o frango por 10 minutos. Passe o frango no molho barbecue e asse por mais 10 a 15 minutos, virando-o e regando-o com o molho restante até ficar no ponto.

Rendimento: 4 porções

FATOS NUTRICIONAIS POR PORÇÃO
PROTEÍNA: 28G
CARBOIDRATO: 4G

Frango com 40 dentes de alho

40 dentes de alho
1,5kg de frango sem pele cortado em 8 pedaços
½ colher (chá) de sal
¼ de colher (chá) de folhas secas de tomilho
¼ de colher (chá) de folhas secas de alecrim
1 xícara de caldo de galinha
2 colheres (sopa) de salsa bem picada
½ colher (chá) de pimenta-do-reino ligeiramente moída

Preaqueça o forno a 350°. Borrife uma assadeira de aproximadamente 20 x 30cm com azeite de oliva e nela misture o alho com o azeite de oliva, agitando para espalhar bem. Asse por 20 a 30 minutos, mexendo a cada 10 minutos até dourar (tenha cuidado para não queimar). Tempere o frango com o sal, o tomilho e o alecrim e coloque-o na assadeira com a mistura de alho. Despeje o caldo, tampe bem e asse por 50 a 60 minutos, até constatar que o frango está cozido e suculento (espete uma coxa com uma faca). Transfira o frango para uma travessa. Com uma escumadeira, transfira o alho para um processador de alimentos ou liquidificador e bata, acrescentando aos poucos os sucos da panela, até a mistura ficar homogênea. Junte a salsa e a pimenta e despeje sobre o frango.

Rendimento: 8 porções

FATOS NUTRICIONAIS POR PORÇÃO
PROTEÍNA: 42G
CARBOIDRATO: 2G

Frango grelhado com mostarda de Dijon

2 colheres (sopa) de azeite de oliva
3 colheres (sopa) de mostarda de Dijon
2 colheres (chá) de sumo de lima fresco
1 colher (chá) de molho teriyaki
1 dente de alho bem picado
1 pitada de pimenta vermelha moída
4 peitos de frango de 90g desossados e sem pele

Borrife uma chapa ou grill com azeite de oliva. Em uma tigela média, misture com um batedor de arame a mostarda, o sumo de lima, o molho teriyaki, o alho e a pimenta. Mergulhe os peitos de frango na mistura, um de cada vez, umedecendo os dois lados, e leve para grelhar. Pincele com a mistura de mostarda restante. Grelhe por 4 minutos de cada lado, até constatar que o frango está cozido e suculento (espete uma coxa com uma faca).

Rendimento: 4 porções

FATOS NUTRICIONAIS POR PORÇÃO
PROTEÍNA: 21G
CARBOIDRATO: 2G

Frango com macadâmias

4 peitos de frango sem pele e desossados
2 ovos batidos
1 a 1 ½ xícara de macadâmias trituradas
2 a 3 colheres (sopa) de azeite de oliva

Soque os peitos de frango até ficarem finos. Mergulhe nos ovos e cubra com as macadâmias. Aqueça o azeite em uma frigideira antiaderente e doure por 8 a 10 minutos, até ficarem no ponto.

Rendimento: 4 porções

FATOS NUTRICIONAIS POR PORÇÃO
PROTEÍNA: 21G
CARBOIDRATO: 4G

Frango sauté com agrião

4 colheres (chá) de óleo de amendoim
300g de peito de frango sem pele e desossado cortado em 8 pedaços
2 xícaras de cebola fatiada fina
4 dentes de alho bem picados
8 xícaras de agrião bem picado
¼ de xícara de caldo de carne
2 colheres (sopa) de molho inglês
¼ de colher (chá) de sal
¼ de colher (chá) de pimenta-do-reino

Em uma frigideira grande, aqueça 2 colheres de chá do óleo de amendoim e acrescente o peito de frango. Cozinhe cada lado em fogo médio por 2 minutos, até ficar dourado-escuro. Tire da frigideira e reserve. Na mesma frigideira, aqueça as 2 colheres restantes de óleo de amendoim. Junte as cebolas e cozinhe mexendo constantemente por 3 a 4 minutos, até ficarem levemente escuras. Some o alho e cozinhe mexendo sempre, por mais 2 minutos. Junte o agrião e cozinhe, ainda mexendo, por 30 segundos, até que murche. Transfira a mistura para uma travessa e a mantenha quente. Na mesma frigideira, junte o caldo de carne, o molho inglês, o sal, a pimenta e o peito de frango. Cozinhe regando o peito de frango com o caldo da panela até que fique no ponto. Sirva-o sobre o agrião e despeje por cima o caldo da panela.

Rendimento: 4 porções

FATOS NUTRICIONAIS POR PORÇÃO
PROTEÍNA: 18G
CARBOIDRATO: 2G

Galeto recheado com tangerina

1 tangerina grande descascada e separada em gomos
½ xícara de cebola fatiada fina
⅓ de xícara de vinagre balsâmico
1 colher (chá) de folhas secas de orégano
½ colher (chá) de sal
½ colher (chá) de pimenta-do-reino
2 galetos de 500g sem pele
azeite de oliva

Preaqueça o forno a 450°. Borrife uma assadeira de aproximadamente 20 x 30cm com azeite de oliva. Em uma tigela pequena, misture os gomos de tangerina, a cebola, o vinagre, o orégano, o sal e a pimenta. Recheie os galetos com quantidades iguais da mistura, reservando um pouco de recheio e a maior parte do líquido na tigela. Ponha os galetos na assadeira untada e disponha ao redor com o recheio restante. Com parte do líquido reservado, cubra a assadeira com papel-alumínio e leve ao forno por 30 a 35 minutos, regando várias vezes com o líquido restante, até constatar que os galetos estão cozidos e suculentos, espetando uma coxa com uma faca. Transfira os galetos e os gomos de tangerina ao redor para uma travessa; reserve e mantenha quente. Despeje os sucos da assadeira e todo o líquido que restar em uma caçarola pequena e deixe levantar fervura. Retire do fogo e despeje sobre os galetos recheados cortados ao meio.

Rendimento: 4 porções

FATOS NUTRICIONAIS POR PORÇÃO
PROTEÍNA: 42G
CARBOIDRATO: 5G

Frango picante com ervilhas

1 colher (sopa) de molho inglês
1 colher (sopa) de água
2 colheres (chá) de óleo de gergelim
2 colheres (chá) de molho de soja
1 colher (chá) de Splenda
1 colher (chá) de amido de milho
1 colher (chá) de vinagre de vinho de arroz
¼ de colher (chá) de pimenta vermelha moída
300g de peito de frango sem pele e desossado cortado em cubos
2 colheres (chá) de óleo de amendoim
¼ de xícara de cebolinha bem picada
1 colher (sopa) de gengibre fresco sem casca picado
⅓ de colher (chá) de pasta de chili
1 xícara de ervilhas sem talos e fiapos
1 colher (sopa) de sementes de gergelim
1 colher (chá) de molho hoisin

Em uma tigela média, misture o molho inglês, a água, o óleo de gergelim, o molho de soja, Splenda, o amido de milho, o vinagre e a pimenta, mexendo até o amido de milho dissolver. Acrescente o frango e misture até cobri-lo por inteiro. Deixe descansar por 10 minutos. Em uma panela wok, ou frigideira grande, aqueça o óleo de amendoim e acrescente a cebolinha verde, o gengibre e a pasta de chili. Mexa por 1 minuto. Some a mistura de frango e mexa por 4 a 5 minutos, até cozinhar. Junte as ervilhas, as sementes de gergelim e o molho hoisin; mexa por mais 2 a 3 minutos, até as ervilhas ficarem macias.

Rendimento: 4 porções

FATOS NUTRICIONAIS POR PORÇÃO
PROTEÍNA: 18G
CARBOIDRATO: 5G

Frango empanado com ervas e limão

300g de peito de frango sem pele e desossado cortado em fatias de 0,5cm
1 clara de ovo batida
3 colheres (sopa) de farinha de rosca
¼ de colher (chá) de folhas secas de tomilho
¼ de colher (chá) de folhas secas de orégano
¼ de colher (chá) de sal
¼ de colher (chá) de pimenta-do-reino
2 colheres (chá) de manteiga sem sal
2 colheres (chá) de óleo de amendoim
½ xícara de caldo de galinha
2 colheres (sopa) de vinho branco seco
2 colheres (sopa) de sumo de limão fresco
1 colher (sopa) de alcaparras lavadas e escorridas
1 colher (chá) de salsa fresca bem picada
fatias de limão para guarnecer

Em uma tigela média, passe as fatias de frango na clara batida e reserve. Em um saco plástico, junte a farinha de trigo, o tomilho, o orégano, o sal e a pimenta-do-reino; sele o saco e sacuda para misturar os ingredientes. Uma de cada vez, jogue as fatias de frango no saco e sacuda, até cobri-las por inteiro com a mistura, e as disponha em um prato grande. Em uma frigideira grande, aqueça a manteiga e o óleo; quando a espuma baixar, junte as fatias de frango empanadas. Frite por 1 minuto de cada lado, até que fiquem em um tom de marrom-escuro. Leve o frango para uma travessa e o mantenha quente. Na mesma frigideira, despeje o caldo de carne, o vinho, o sumo de limão e as alcaparras; reduza em fogo médio-alto por 2 a 3 minutos, até o caldo chegar a cerca de ½ xícara. Junte a salsa e despeje sobre o frango. Sirva guarnecido com fatias de limão.

Rendimento: 4 porções

FATOS NUTRICIONAIS POR PORÇÃO
PROTEÍNA: 18G
CARBOIDRATO: 1G

Peixes e frutos do mar

Linguado simples

500g de filé de linguado
1 pitada de sal
½ xícara de maionese light
½ xícara de creme azedo light
½ xícara de queijo parmesão ralado
1 pitada de páprica
fatias de limão

Preaqueça o forno a 500°. Arrume os filés de linguado em uma camada única em uma assadeira untada. Polvilhe com uma pitada de sal. Misture a maionese, o creme azedo e o parmesão e espalhe sobre os filés. Polvilhe com a páprica. Asse por 10 a 12 minutos, até a carne do peixe desfolhar ao ser levantada com um garfo. Tire o peixe do forno e o deixe descansar por alguns minutos. Se quiser, sirva com fatias de limão.

Rendimento: 4 porções

FATOS NUTRICIONAIS POR PORÇÃO
PROTEÍNA: 42G
CARBOIDRATO: 2G

Camarão com alho e molho de vinho

500g de camarão grande
5 colheres de sopa de azeite de oliva
5 dentes de alho amassados
2 colheres (sopa) de salsa picada
1 colher (chá) de sal
2 colheres (sopa) de queijo parmesão ralado
3 colheres (sopa) de vinho branco
1 colher (chá) de pimenta-do-reino recém-moída

Descasque e limpe o camarão. Enxágüe rapidamente em água corrente. Aqueça o azeite e doure o alho por cerca de 2 minutos. Acrescente o camarão e a salsa e cozinhe por cerca de 5 minutos, mexendo de vez em quando. Tempere com o sal e a pimenta. Adicione o vinho e mexa bem. Sirva em pratos quentes. Polvilhe com parmesão.

Rendimento: 4 porções

FATOS NUTRICIONAIS POR PORÇÃO
PROTEÍNA: 21G
CARBOIDRATO: 2G

Camarão catalina

500g de camarão fresco fervido
2 tomates grandes maduros e sem pele picados
1 talo de aipo bem picado
½ colher (chá) de páprica
½ colher (chá) de sal
maionese light

Limpe e resfrie o camarão. Misture o tomate picado ao aipo e some ao camarão. Tempere com a páprica e o sal e adicione maionese suficiente para apenas umedecer a mistura. Sirva frio com salada de verduras.

Rendimento: 4 porções

FATOS NUTRICIONAIS POR PORÇÃO
PROTEÍNA: 24G
CARBOIDRATO: 4G

Supremo de salmão

¼ de xícara de manteiga
sumo de 1 limão
1 colher (chá) de molho inglês
½ colher (chá) de sal
¼ de colher (chá) de páprica

½ colher (chá) de pimenta-do-reino
1kg de filé de salmão
salsa picada para guarnecer

Em uma assadeira rasa, derreta a manteiga e depois acrescente o sumo de limão, o molho inglês, o sal, a páprica e a pimenta-do-reino. Passe os filés de salmão na manteiga e arrume-os lado a lado. Asse no forno a 400° por 15 minutos; vire os filés e regue com um pouco da manteiga. Asse por mais 15 minutos, ou até a carne do peixe desfolhar ao ser levantada com um garfo e o meio do filé perder a aparência translúcida. Se quiser, sirva com a salsa por cima.

Rendimento: 6 porções

FATOS NUTRICIONAIS POR PORÇÃO
PROTEÍNA: 24G
CARBOIDRATO: 1G

Filé de salmão com manteiga ao Zinfandel

¼ de xícara de manteiga
125g de cogumelos enxaguados, secos e fatiados finos
375g de filé de salmão sem espinha e sem pele (cortado em 6 pedaços de igual tamanho)
sal
pimenta-do-reino
2 colheres (sopa) de chalota bem picada
⅓ de xícara de vinho Zinfandel
cebolinha bem picada para guarnecer

Derreta 1 colher (sopa) da manteiga em uma panela de 30cm em fogo médio. Acrescente os cogumelos e doure por 6 a 9 minutos, até que fiquem ligeiramente escuros. Retire da panela, reserve e mantenha quente. Na mesma panela, derreta mais 1 colher (sopa) da manteiga. Adicione o salmão, tempere levemente com o sal e a pimenta-do-reino e doure por cerca de 7 a 10 minutos, até ficar ligeiramente escuro, firme e ainda translúcido na parte mais grossa (abra ou corte para verificar). Retire da panela e mantenha quente. Na mesma panela, misture a chalota e o vinho. Deixe levantar fervura e cozinhe sem tampar por cerca de 4 minutos, até reduzir a mistura a cerca de ¼ de xícara. Diminua o fogo. Junte pouco a pouco o restante da manteiga até que derreta e a mistura fique homogênea. Sirva o salmão em porções individuais, cubra com os cogumelos, regue com o molho e guarneça com a chalota picada.

Rendimento: 2 porções

FATOS NUTRICIONAIS POR PORÇÃO
PROTEÍNA: 28G
CARBOIDRATO: 4G

Peixe com castanha-de-caju

2 colheres (sopa) de sumo de limão
2 colheres (chá) de raspas de limão
6 filés de peixe à sua escolha
½ colher (chá) de sal
½ colher (chá) de pimenta-do-reino
½ xícara de farinha
5 colheres (sopa) de azeite de oliva
½ xícara de castanha-de-caju picadas
salsa picada para guarnecer

Junte o sumo e as raspas de limão em um prato raso, some o peixe e deixe marinar por pelo menos 15 minutos. Tempere os filés com o sal e a pimenta-do-reino, passe na farinha e frite no azeite de oliva até ficarem macios. Reserve e, na mesma panela, doure ligeiramente a castanha-de-caju. Cubra o peixe com a castanha-de-caju, um pouco mais de limão e salsa.

Rendimento: 6 porções

FATOS NUTRICIONAIS POR PORÇÃO
PROTEÍNA: 28G
CARBOIDRATO: 2G

Vermelho ao estilo de Veracruz

6 colheres (sopa) de azeite de oliva
6 tomates picados
1 colher (chá) de Splenda
1 colher (chá) de pimenta-malagueta em pó
½ colher (chá) de pimenta-da-jamaica
1 dente de alho amassado
sal e pimenta-do-reino a gosto
1 cebola bem picada
6 filés de vermelho
2 pimentões vermelhos picados
2 colheres (sopa) de alcaparras picadas
90g de azeitonas verdes sem caroço

Em uma frigideira grande, aqueça 3 colheres (sopa) do azeite. Junte os tomates com Splenda, a pimenta-malagueta, a pimenta-da-jamaica, o alho, o sal, a pimenta-do-reino e a cebola e cozinhe em fogo brando por cerca de 10 minutos, com a frigideira tampada. Unte uma assadeira com o azeite restante. Ponha o peixe para desfolhar; acrescente o pimentão vermelho, as alcaparras e as azeitonas à mistura de tomate e despeje sobre o peixe. Asse a 350° por 30 a 35 minutos ou até a carne do peixe desfolhar ao ser levantada com um garfo.

Rendimento: 6 porções

FATOS NUTRICIONAIS POR PORÇÃO
PROTEÍNA: 28G
CARBOIDRATO: 4G

Ceviche

2 ½ xícaras de sumo de limão
1 ½ xícara de sumo de lima
1 colher (sopa) de pimenta-do-reino branca
1 colher (chá) de sal
1 colher (sopa) de alho granulado
30g de tabasco
60g de óleo de açafrão
2,5kg de vermelho (cortado em cubos de 1,5cm)
½ molho de cebolinha picada
½ molho de coentro fresco picado
1 pimentão vermelho médio picado

Em uma tigela grande, misture o sumo de limão com o de lima. Acrescente a pimenta-do-reino, o sal, o alho granulado, o tabasco e o óleo de açafrão. Misture bem. Junte o peixe, a cebolinha, o coentro e o pimentão. Misture. Leve à geladeira por 12 horas para aprimorar os sabores antes de servir. Sirva sobre folhas de alface frias com fatias de limão.

Rendimento: 6 porções

FATOS NUTRICIONAIS POR PORÇÃO
PROTEÍNA: 20G
CARBOIDRATO: 4G

Entradas protéicas vegetarianas

Tofu assado no forno

½ xícara de biscoitos cream-cracker bem esmigalhados
2 colheres (sopa) de fubá
½ colher (chá) de pimenta-malagueta em pó
½ colher (chá) de sal
1 ½ colher (chá) de seu tempero favorito
óleo de gergelim
700g de tofu extrafirme escorrido

Preaqueça o forno a 375°. Misture em uma tigela os biscoitos esmigalhados, o fubá, a pimenta-malagueta em pó, o sal e seu tempero favorito. Reserve. Unte ligeiramente uma assadeira grande com grelha. Corte o tofu em 12 bastões de cerca de 8 x 2cm. Passe cada bastão na mistura dos biscoitos e coloque sobre a grelha da assadeira. Leve ao forno por 35 a 40 minutos, até que o tofu fique crocante e marrom. Sirva com o molho de sua preferência.

Rendimento: 6 porções (24 bastões, 4 por porção)

FATOS NUTRICIONAIS POR PORÇÃO
PROTEÍNA: 28G
CARBOIDRATO: 3G

Quiche sem massa de salsicha de soja

2 ovos ou substituto de ovo
1 ¾ de xícara de leite 2%, ou desnatado ou leite de soja
230g de salsicha de soja
½ xícara de brócolis picados
½ xícara de queijo cheddar de gordura reduzida ou queijo de soja em tiras

Preaqueça o forno a 425°. Misture os ovos e o leite. Despeje em uma fôrma de vidro refratário de cerca de 20cm. Esmigalhe a salsicha e some à mistura junto com os brócolis e o queijo. Asse por 15 minutos. Diminua a temperatura para 300° e continue a assar, por cerca de 30 minutos, até ficar firme.

Rendimento: 4 porções

FATOS NUTRICIONAIS POR PORÇÃO
PROTEÍNA: 21G
CARBOIDRATO: 8G

Tofu ao óleo de gergelim com frutas mistas e vegetais

700g de tofu extrafirme escorrido
2 colheres (sopa) de gengibre fresco ralado
2 dentes de alho grandes picados
3 colheres (sopa) de óleo de gergelim
115g de florzinhas de brócolis
½ xícara de pimentão vermelho em lascas
½ xícara de pimentão amarelo em lascas
¼ de xícara de amendoim torrado
1 xícara de cogumelos fatiados
230g de abacaxi em lata em pedaços
½ xícara de gomos de tangerina
¼ de xícara de molho de soja
2 colheres (sopa) de molho de tomate
1 colher (sopa) de amido de milho

Escorra e reserve a calda do abacaxi em lata. Corte o tofu em cubos de 1,5cm. Em uma panela wok, doure o alho, o gengibre e o tofu em óleo de gergelim até ficarem ligeiramente marrons. Retire o tofu e reserve. Acrescente os brócolis, o pimentão vermelho e o amarelo, o amendoim, o cogumelo, o abacaxi e a tangerina e frite até ficarem macios e crocantes. Em um prato separado, misture a calda reservada do abacaxi, o molho de soja, o molho de tomate e o amido de milho até obter uma textura homogênea. Leve para a panela wok e misture aos ingredientes já preparados. Junte os cubos de tofu e sirva quente.

Rendimento: 6 porções

FATOS NUTRICIONAIS POR PORÇÃO
PROTEÍNA: 28G
CARBOIDRATO: 10G

Pão de tofu

500g de tofu extrafirme amassado ou esmigalhado
½ xícara de aveia trilhada
1 cebola pequena picada
2 dentes de alho picados
1 concha (¼ de xícara) de proteína de soja em pó
¼ de xícara de salsa fresca picada
3 colheres (sopa) de molho de soja
½ colher (chá) de sálvia
½ colher (chá) de tomilho
¼ de xícara de molho de tomate

Preaqueça o forno a 350°. Misture em uma tigela todos os ingredientes, exceto o molho de tomate. Leve a mistura para uma fôrma para pão untada. Cubra com o molho de tomate e asse por cerca de 30 minutos. Deixe esfriar por 10 minutos antes de fatiar.

Rendimento: 8 porções

FATOS NUTRICIONAIS POR PORÇÃO
PROTEÍNA: 21G
CARBOIDRATO: 4G

Tofu com parmesão

azeite de oliva
1 cebola picada
2 xícaras de molho de tomate
1 colher (chá) de alho em pó
1 colher (sopa) de orégano seco
1kg de tofu extrafirme escorrido
½ xícara de substituto de ovo
¾ de xícara de farinha de rosca temperada italiana
115g de queijo mozarela de gordura reduzida ralado
115g de queijo parmesão ralado

Preaqueça o forno a 350°. Unte uma frigideira grande com azeite de oliva e doure a cebola até ficar macia. Em uma caçarola, junte o molho de tomate, a cebola e os temperos. Cozinhe em fogo brando por

15 minutos. Separe o tofu em porções de 500g e fatie cada uma em 4 pedaços iguais. Aqueça uma frigideira média. Passe as fatias de tofu no substituto de ovo e depois na farinha de rosca. Frite até ficarem marrom-claras (por 3 a 4 minutos). Cubra o fundo de uma assadeira com o molho e arrume os pedaços de tofu em camadas intercaladas com mais molho e queijo ralado. Reserve queijo para polvilhar por cima. Asse por 20 minutos.

Rendimento: 8 porções

FATOS NUTRICIONAIS POR PORÇÃO
PROTEÍNA: 23G
CARBOIDRATO: 8G

Vegetais refogados à tailandesa

2 colheres (sopa) de óleo de amendoim
500g de tofu extrafirme
2 cebolinhas
1 pimentão vermelho sem miolo e sementes
1 pimentão amarelo sem miolo e sementes
½ xícara de molho de amendoim do tipo tailandês
½ xícara de amendoim moído
2 colheres (sopa) de água

Corte o tofu em cubos de 1,5cm. Corte as cebolinhas e os pimentões em pedaços de 3cm. Aqueça o óleo em fogo alto em uma panela wok ou frigideira. Frite os pimentões, mexendo, por 30 segundos. Acrescente os cubos de tofu e frite por 1 minuto. Adicione o molho de amendoim e a água, mexendo até ficar homogêneo e borbulhar. Junte os amendoins moídos e as cebolinhas e diminua o fogo. Cubra e cozinhe em fogo brando por 10 minutos. Sirva quente em tigelas.

Rendimento: 6 porções

FATOS NUTRICIONAIS POR PORÇÃO
PROTEÍNA: 21G
CARBOIDRATO: 5G

Burritos vegetarianos

2 colheres (sopa) de azeite de oliva
500g de tofu extrafirme
3 tomates cortados
2 abobrinhas pequenas cortadas ao meio no sentido do comprimento ou em fatias de 0,5cm (cerca de 2 xícaras)
1 xícara de cogumelos fatiados
1 cebola pequena cortada em tiras de 0,5cm
1 colher (chá) de alho picado
170g de massa de tomate
¾ de xícara de água
2 colheres (chá) de pimenta-malagueta em pó
½ colher (chá) de molho de pimenta-malagueta
¼ de colher (chá) de cominho moído
¼ de colher (chá) de pimenta-do-reino recém-moída
12 tortilhas de baixo carboidrato (veja o Apêndice B)

Aqueça o azeite em uma frigideira grande antiaderente em fogo médio-alto. Corte o tofu e os tomates em cubos de 1,5cm. Acrescente a abobrinha, o cogumelo, a cebola e o alho. Cozinhe mexendo de vez em quando por aproximadamente 5 minutos, até os vegetais ficarem macios. Misture a massa de tomate, a água, a pimenta-malagueta em pó, o molho de pimenta-malagueta, o cominho e a pimenta-do-reino em uma tigela pequena; despeje a mistura na frigideira. Acrescente os cubos de tofu e o tomate, mexendo com cuidado. Diminua o fogo; cubra e cozinhe por cerca de 5 minutos. Para servir, recheie as tortilhas com uma colher (cerca de ½ xícara) da mistura e feche-as.

Rendimento: 6 porções (12 burritos, 2 burritos por porção)

FATOS NUTRICIONAIS POR PORÇÃO
PROTEÍNA: 28G
CARBOIDRATO: 10G

Guarnições de vegetais

Aspargos com pinhões e queijo

4 xícaras de aspargos
4 colheres (sopa) de manteiga
½ xícara de pinhões
½ xícara de queijo suíço em tiras

Cozinhe os aspargos no vapor e os coloque em um prato de servir preaquecido. Em uma panela pequena, derreta a manteiga e doure os pinhões por cerca de 30 segundos. Despeje a mistura sobre os aspargos e espalhe por cima o queijo suíço em tiras.

Rendimento: 4 porções

FATOS NUTRICIONAIS POR PORÇÃO
PROTEÍNA: 14G
CARBOIDRATO: 9G

Feijão-caupi à moda crioula

430g de tomate ensopado em lata
430g de feijão-caupi em lata
3 fatias de bacon fritas e em pedaços
1 colher (sopa) de pimenta-malagueta
sal e pimenta-do-reino a gosto

Misture todos os ingredientes em uma caçarola e leve ao fogo médio por aproximadamente 5 minutos, mexendo de vez em quando até os vegetais ficarem macios.

Rendimento: 4 porções

FATOS NUTRICIONAIS POR PORÇÃO
PROTEÍNA: 1,5G
CARBOIDRATO: 8G

Abobrinha ao estilo do Mediterrâneo

4 colheres (sopa) de azeite de oliva
1 cebola grande bem picada
1 dente de alho de tamanho médio descascado
1 talo de aipo bem picado ou fatiado fino
½ pimentão em cubos
¼ de colher (chá) de folhas de orégano socadas
6 abobrinhas pequenas (cerca de 500g) com as extremidades removidas
sal a gosto

Em uma frigideira grande, misture o azeite, a cebola e o alho inteiro e cozinhe em fogo baixo, mexendo de vez em quando, até a cebola ficar macia. Não deixe escurecer. Acrescente o aipo, o pimentão e o orégano e cozinhe até ficarem macios, ainda mexendo. Retire do fogo, espere esfriar e tampe. Abra as abobrinhas ao meio no sentido do comprimento. Ferva em 2L de água com sal e some as abobrinhas. Cozinhe por 3 minutos sem tampar e, quando abrir fervura novamente, escorra. Volte à cebola refogada e acrescente 3 colheres (sopa) de água. Leve ao fogo brando, mexendo, junte as abobrinhas e misture delicadamente até ficarem quentes. Corrija o sal e retire o alho.

Rendimento: 4 porções

FATOS NUTRICIONAIS POR PORÇÃO
PROTEÍNA: —
CARBOIDRATO: 8G

Brócolis quentes com molho de azeitonas

½ xícara de manteiga
½ xícara de lascas de amêndoas
3 colheres (sopa) de sumo de limão
1 dente de alho amassado
70g de azeitonas verdes escorridas e fatiadas
1,5kg de brócolis frescos cortados

Derreta a manteiga em uma frigideira pequena. Acrescente as amêndoas, o sumo de limão, o alho e as azeitonas. Deixe descansar por

ALÉM DE ATKINS

1 hora para aprimorar os sabores. Aqueça antes de servir (você pode levar à geladeira durante a noite). Ferva água e some os brócolis, cubra e cozinhe até ficarem macios. Escorra e disponha em uma travessa. Cubra com o molho e sirva.

Rendimento: 8 porções

FATOS NUTRICIONAIS POR PORÇÃO
PROTEÍNA: 1G
CARBOIDRATO: 10G

Chucrute saboroso

1 cebola média picada
3 colheres (sopa) de gordura de bacon derretida
500g de chucrute em lata escorrido
500g de tomate
½ colher (chá) de sementes de alcaravia
½ colher (chá) de Splenda

Preaqueça o forno a 350°. Frite a cebola picada na gordura do bacon até ficar macia. Acrescente o chucrute, os tomates, as sementes de alcaravia e Splenda e misture bem. Asse em uma caçarola grande sem tampa por 30 a 40 minutos para misturar os sabores.

Rendimento: 6 porções

FATOS NUTRICIONAIS POR PORÇÃO
PROTEÍNA: —
CARBOIDRATO: 8G

Pimentões saborosos

3 pimentões vermelhos (cerca de 500g)
3 pimentões verdes (cerca de 500g)
2 colheres (sopa) de azeite de oliva
1 colher (sopa) de vinagre de vinho

½ colher (chá) de sal
½ colher (chá) de folhas de orégano secas
1 pitada de pimenta-do-reino

Lave os pimentões, corte-os ao meio no sentido do comprimento e retire as nervuras e as sementes. Corte cada metade em quatro no sentido do comprimento. Aqueça o azeite em uma frigideira grande e cozinhe os pimentões em fogo médio, mexendo de vez em quando, por cerca de 15 minutos ou até ficarem macios. Adicione, aos poucos, o vinagre, o sal, o orégano e a pimenta-do-reino.

Rendimento: 6 porções

FATOS NUTRICIONAIS POR PORÇÃO
PROTEÍNA: —
CARBOIDRATO: 6G

Brócolis à moda da Sicília

1 molho de brócolis
4 colheres (sopa) de manteiga
2 dentes de alho
½ xícara de azeitonas pretas fatiadas
½ xícara de pimentão vermelho picado
queijo parmesão

Separe os brócolis em raminhos e os cozinhe no vapor. Disponha em um prato de servir aquecido. Em uma panela pequena, derreta a manteiga, doure o alho e acrescente as azeitonas e o pimentão. Despeje a mistura sobre os brócolis e polvilhe com o queijo.

Rendimento: 4 porções

FATOS NUTRICIONAIS POR PORÇÃO
PROTEÍNA: —
CARBOIDRATO: 5G

Beringela recheada

1 beringela grande ou 2 beringelas pequenas
¼ de xícara de manteiga
1 cebola média bem picada
1 pimentão verde sem sementes cortado em cubos
½ colher (chá) de sal
1 colher (chá) de manjericão
115g de tomates escorridos
60g de queijo suíço processado cortado em cubos
½ xícara de pinhões
azeite de oliva

Preaqueça o forno a 350°. Divida a beringela ao meio no sentido do comprimento e retire o miolo, deixando uma borda de 0,5cm. Corte o miolo central em cubos e reserve. Afervente a "concha" de beringela em água com sal por 5 minutos e escorra. Derreta a manteiga em uma frigideira e acrescente a cebola, o pimentão verde e o miolo picado da beringela. Refogue até os vegetais ficarem macios. Some o sal, o manjericão, os tomates, o queijo e os pinhões; misture bem. Despeje a mistura na "concha" de beringela e coloque-a em uma assadeira untada com azeite de oliva. Cubra e asse por 30 minutos ou até a beringela ficar macia. Corte em fatias para servir.

Rendimento: 4 porções

FATOS NUTRICIONAIS POR PORÇÃO
PROTEÍNA: 5G
CARBOIDRATO: 10G

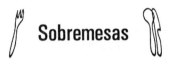

Sobremesas

NOTA: Veja no Apêndice B minhas recomendações sobre xaropes livres de açúcar.

Sorvete caseiro livre de açúcar

⅓ de xícara de Splenda
1 xícara de leite integral
1 xícara de nata
1 colher (sopa) de xarope de baunilha livre de açúcar

Misture todos os ingredientes, ponha em uma máquina de sorvete elétrica e siga as instruções do fabricante.

Rendimento: 4 porções

FATOS NUTRICIONAIS POR PORÇÃO
PROTEÍNA: 3G
CARBOIDRATO: 2G

Pudim de tapioca livre de açúcar

3 colheres (sopa) de tapioca de grão fino
2 xícaras de leite de soja sem adição de açúcar
¾ de xícara de xarope livre de açúcar (por exemplo, avelã, baunilha, caramelo, chocolate)

Junte todos os ingredientes em uma caçarola e deixe descansar por 5 minutos, mexendo de vez em quando. Ferva em fogo médio, mexendo sempre. Retire do fogo e deixe esfriar.

Rendimento: 4 porções

FATOS NUTRICIONAIS POR PORÇÃO
PROTEÍNA: 5G
CARBOIDRATO: 5G

Musse livre de açúcar

1 xícara de leite desnatado
1 envelope de gelatina sem sabor
½ xícara de leite em pó sem gordura
¼ de xícara de Splenda
1 ½ xícara de ricota sem gordura
¼ de xícara de cacau
¼ de xícara de xarope livre de açúcar (por exemplo, de caramelo, baunilha, chocolate)
1 colher (chá) de extrato de baunilha
cobertura light

Em uma caçarola, despeje a gelatina sem sabor em ½ xícara de leite e espere 2 minutos, até que gelatina amoleça. Leve a mistura ao fogo alto e cozinhe, mexendo constantemente, por cerca de 3 minutos ou até a gelatina dissolver. Não deixe que a mistura ferva. Retire do fogo, acrescente o leite restante, o leite em pó, Splenda, e mexa. Transfira a mistura de gelatina para uma tigela de batedeira e leve à geladeira por 25 minutos. Com uma batedeira elétrica, bata em alta velocidade a mistura gelada de gelatina até obter consistência semelhante à do creme chantili. Em um liquidificador, bata a ricota, o cacau, o xarope livre de açúcar e o extrato de baunilha, até a mistura ficar homogênea. Incorpore delicadamente a mistura de ricota à mistura de gelatina. Incorpore 1 xícara da cobertura.

Divida a musse em oito taças e leve à geladeira por 2 horas. Sirva com 1 colher (sopa) da cobertura light e polvilhe um pouco de cacau.

Rendimento: 8 porções

FATOS NUTRICIONAIS POR PORÇÃO
PROTEÍNA: 6G
CARBOIDRATO: 2G

Picolé de iogurte

½ xícara da fruta de sua escolha, fresca ou congelada (morango, pêssego, mirtilo, abacaxi, cereja, framboesa)
1 xícara de iogurte natural desnatado
½ xícara de xarope livre de açúcar com sabor da fruta escolhida

Bata todos os ingredientes no liquidificador até obter uma mistura homogênea. Despeje em formas de picolé e congele.

Rendimento: 4 porções

FATOS NUTRICIONAIS POR PORÇÃO
PROTEÍNA: 2G
CARBOIDRATO: 4G

Parfait de frutas livre de açúcar

1 ½ xícara de água
1 xícara da fruta de sua escolha, fresca ou congelada (morango, pêssego, mirtilo, abacaxi, cereja, framboesa)
1 pacote de gelatina sem sabor
1 ½ xícara de água mineral gasosa
230g de cream cheese
1 colher (sopa) de xarope livre de açúcar com sabor da fruta escolhida
230mL de creme de leite espesso
¼ de colher (chá) de xarope de baunilha livre de açúcar
¼ de colher (chá) de creme tártaro

Se a fruta for grande, corte-a em fatias; se for pequena, use-a inteira. Ferva a água e a água mineral gasosa juntas e acrescente o pacote de gelatina sem sabor. Mexa a gelatina até dissolver e leve 1 xícara à geladeira por 30 minutos. Despeje as outras 2 xícaras em 8 pratos de sobremesa e os coloque na geladeira. Some à xícara de gelatina gelada 1 xícara de cream cheese, 1 colher (sopa) do xarope com sabor de fruta e 9 ou 10 fatias da fruta e bata no liquidificador por alguns segundos. Reserve 16 pedaços de fruta e distribua o restante igualmente entre os pratos de sobremesa. A seguir, despeje a mistura do liquidificador uniformemente nos pratos. Leve os pratos de sobremesa novamente à geladeira, por 30 minutos. Despeje o creme de leite, o xarope de baunilha e o creme tártaro em uma tigela grande. Com uma batedeira elétrica, bata em alta velocidade até obter consistência fofa, de creme chantili. Tire os pratos de sobremesa da geladeira, cubra com a mistura de chantili e guarnecidos com duas fatias ou pedaços de fruta.

FATOS NUTRICIONAIS POR PORÇÃO
PROTEÍNA: 7G
CARBOIDRATO: 2G

Torta de queijo livre de açúcar

230g de cream cheese livre de gordura
2 colheres (sopa) de ricota livre de gordura
4 colheres (sopa) de xarope livre de açúcar (por exemplo, de baunilha, caramelo, chocolate, lima, limão)
½ xícara de Splenda
1 pacote de gelatina sem sabor
1 xícara de água fervente

Em uma tigela grande, amasse o cream cheese e acrescente a ricota. Com uma batedeira elétrica, bata a mistura em alta velocidade até ficar homogênea. Reserve. Em uma tigela menor, misture o xarope livre de açúcar, Splenda e a gelatina. Acrescente 1 xícara de água fervente e mexa até a gelatina dissolver. Adicione a mistura de ricota e cream cheese à mistura de gelatina e bata na batedeira elétrica, em alta velocidade, até obter consistência homogênea. Despeje em uma fôrma de torta de cerca de 20cm e ponha na geladeira até ficar firme (aproximadamente 2 horas).

Rendimento: 8 porções

FATOS NUTRICIONAIS POR PORÇÃO
PROTEÍNA: 6G
CARBOIDRATO: 2G

Apêndice A

Comprometa-se com a saúde e a felicidade

Eis um contrato que não precisa ser redigido por um advogado. É seu contrato particular de saúde e felicidade. Faça uma cópia, assine e leia diariamente. Use-a para reafirmar seu desejo e o compromisso de viver com Saúde Total e para renovar sua promessa de tomar parte da vida do melhor modo que puder.

Lembre-se de que tem o direito de ser saudável e feliz! Meu desejo mais profundo é que este livro e o programa Saúde Total o ajudem a dar os primeiros passos em direção à saúde e à felicidade para a vida inteira.

Saúde Total

Contrato de Saúde e Felicidade

Eu, _____, pelo presente, declaro que prometo a mim mesmo(a) e a meus entes queridos nutrir meu corpo com uma dieta adequada e desfrutar por toda a vida os benefícios da saúde física e mental, por meio de exercícios, do desenvolvimento intelectual e do crescimento espiritual.

Este compromisso me ajudará a ter e manter a qualidade de vida que certamente mereço, por tomar parte da vida da melhor maneira que sou capaz.

Assinatura: _____ Data: _____

Apêndice B

Produtos recomendados*

Suplementos de fibra
The Procter & Gamble Company
One Procter & Gamble Plaza
Cincinnati, OH 45202 - EUA
Website: www.metamucil.com
(Fabricante das cápsulas de fibra natural de psyillium Metamucil.)

Wyeth Consumer Healthcare
5 Giralda Farms
Madison, NJ 07940 – EUA
Website: www.fibercon.com
(Fabricante dos comprimidos de fibra FiberCon.)

Suplementos de vitaminas e minerais
Total Health Care Partners, Inc.
3835-R E. Thousand Oaks Blvd., Suite 130
Westlake Village, CA 91362 – EUA

---

* Marcas e produtos disponíveis no mercado norte-americano. (*N. do E.*)

Website: www.totalhealthdoc.com
(Distribuidora de suplementos de vitaminas e minerais de qualidade.)

Pó de proteína
Next Proteins
P.O. Box 2469
Carlsbad, CA 92018 – EUA
Website: www.designerwhey.com
(Fabricante do pó Designer Whey Protein.)

Carbolite Foods, Inc.
1325 Newton Avenue
Evansville, IN 47715 – EUA
(Fabricante de proteína em pó do soro do leite.)

Produtos de baixo carboidrato
LowCarbOptions
3835-R E. Thousand Oaks Blvd., Suite 130
Westlake Village, CA 91362 – EUA
Website: www.lowcarboptions.com
(Produtos de baixo carboidrato de qualidade.)

Pães de baixo carboidrato
Sara Lee Bakery Group
4649 Le Bourget Drive
St. Louis, MO 63164 – EUA
Website: www.saralee.com
(Fabricante dos "Delightful Breads" de baixo carboidrato.)

Joe Bread Foods Company
P.O. Box 42190
Portland, OR 97242-0190 – EUA
Website: www.joebread.com
(Fabricante de pães de baixo carboidrato de qualidade.)

Mistura para pães de baixo carboidrato
Carbolite Foods, Inc.
1325 Newton Avenue

Evansville, IN 47715 – EUA
Website: www.carbolitefoods.com
(Fabricante de mistura para pães de baixo carboidrato de qualidade.)

Tortilhas de baixo carboidrato
La Tortilla Factory
3635 Standish Avenue
Santa Rosa, CA 95407 – EUA
Website: www.latortillafactory.com
(Fabricante de tortilhas de baixo carboidrato de qualidade.)

Mission Foods Corporation
1159 Cottonwood Lane, Suite 200
Irvine, TX 75038 – EUA
Website: www.missionfoods.com
(Fabricante de tortilhas de baixo carboidrato de qualidade.)

Entradas congeladas de baixo carboidrato
Pinnacle Foods Corporation
6 Executive Campus, Suite 100
Cherry Hill, NJ 08002-4112 – EUA
Website: www.pinnaclefoodscorp.com
(Fabricante das entradas congeladas de baixo carboidrato Chef's
Choice.)

Substitutos protéicos de refeições e barras para lanches
Next Proteins
P.O. Box 2469
Carlsbad, CA 92018 – EUA
Website: www.designerwhey.com
(Fabricante de barras protéicas que substituem refeições.)

Carbolite Foods, Inc.
1325 Newton Avenue
Evansville, IN 47715 – EUA
Website: www.carbolitefoods.com
(Fabricante de barras protéicas para lanches de qualidade.)

Shakes protéicos substitutos de refeições
Carbolite Foods, Inc.
1325 Newton Avenue
Evansville, IN 47715 – EUA
Website: www.carbolitefoods.com
(Fabricante de shakes protéicos substitutos de refeições.)

Cereais de baixo carboidrato
Kellogg Company
P.O. Box CAMB
Battle Creek, MI 49016-1986 – EUA
Website: www.kelloggs.com
(Fabricante dos cereais Special K Low Carb.)

General Mills
Box 200
Minneapolis, MN 55440 – EUA
Website: www.generalmills.com
(Fabricante dos cereais Total Protein.)

Misturas para panquecas de baixo carboidrato
Carbolite Foods, Inc.
1325 Newton Avenue
Evansville, IN 47715 – EUA
Website: www.carbolitefoods.com
(Fabricante de misturas para panquecas de baixo carboidrato.)

Xaropes livres de açúcar para panquecas
Pinnacle Foods Corporation
6 Executive Campus, Suite 100
Cherry Hill, NJ 08002-4112 – EUA
Website: www.pinnaclefoodscorp.com
(Fabricante do xarope livre de açúcar Log Cabin.)

Xaropes livres de açúcar
Da Vinci Gourmet
7224 1st Avenue South
Seattle, WA 98108 – EUA

Website: www.davincigourmet.com
(Fabricante de xaropes livres de açúcar adoçados com Splenda.)

Lanches, chocolates e balas de baixo carboidrato
Carbolite Foods, Inc.
1325 Newton Avenue
Evansville, IN 47715 – EUA
(Fabricante de lanches, chocolates e balas de qualidade.)

Sorvetes de baixo carboidrato
Good Humor – Breyers Ice Cream
P.O. Box 19007
Green Bay, WI 54307-9007 – EUA
Website: www.breyers.com
(Fabricante de sorvetes e picolés de baixo carboidrato de qualidade.)

Iogurtes e laticínios de baixo carboidrato
The Dannon Company, Inc.
P.O. Box 90296
Allentown, PA 18109-0296 – EUA
Website: www.dannon.com
(Fabricante dos iogurtes Dannon Light'n Fit Carb Control.)

Refrigerantes diet naturais
Hansen's Beverage Company
1010 Railroad Street
Corona, CA 92882 – EUA
Website: www.hansens.com
(Fabricante de refrigerantes diet naturais adoçados com Splenda.)

Refrigerantes diet
Royal Crown Company, Inc.
P.O. Box 869077
Plano, TX 75086 – EUA
Website: www.dietrite.com
(Fabricante do refrigerante Diet Rite adoçado com Splenda.)

Apêndice C

Recursos de exercícios

Monitores cardíacos
Polar Electro, Inc.
1111 Marcus Avenue, M15
Lake Success, NY 11042-1034 – EUA
Website: www.polarusa.com
(Fabricante de monitores cardíacos de qualidade.)

Medidores de gordura corporal
Omron Healthcare, Inc.
300 Lakeview Parkway
Vernon Hills, IL 60061 – EUA
Website: www.omronhealthdoc.com
(Fabricante de mediadores de gordura corporal de qualidade.)

Bandas elásticas
Total Health Care Partners, Inc.
3835-R E. Thousand Oaks Boulevard, Suite 130
Westlake Village, CA 91362 – EUA
Website: www.totalhealthdoc.com
(Distribuidores de bandas de elásticas.)

QVC, Inc.
1200 Wilson Drive at Studio Park
West Chester, PA 19380 – EUA
Website: www.qvc.com
(Produtos de saúde e condicionamento físico para compra pelo telefone e on-line.)

Equipamentos para exercícios de resistência e cardiovasculares
The Nautilus Group, Inc.
1400 NE 136th Avenue
Vancouver, WA 98684 – EUA
Website: www.nautilus.com
(Fabricante de equipamentos para exercícios em casa.)

Recursos de personal trainers locais
American College of Sports Medicine
401 West Michigan Street
Indianapolis, IN 46202-3233 – EUA
Website: www.acsm.org
(Certificação e credenciamento de personal trainers.)

American Council on Exercice (ACE)
4851 Paramount Drive
San Diego, CA 92133 – EUA
Website: www.acefitness.org
(Treinamento e certificação de personal trainers.)

Recursos de ginásios para treinamento de circuito locais
Pro*Fit Enterprises
P.O. Box 852
Trabuco Canyon, CA 92678 – EUA
Website: www.pacegroupexercise.com
(Produz equipamentos e recursos de ginásios para treinamento de circuitos locais.)

Recursos de clubes de saúde locais
24 Hour Fitness USA, Inc.
P.O. Box 2689

Carlsbad, CA 92018 – EUA
Website: www.24hourfitness.com
(Rede nacional de clubes de saúde convenientes.)

Bally Total Fitness Corporation
8700 West Bryn Mawr Avenue
Chicago, Il 60631 – EUA
Website: www.onyx.ballyfitness.com
(Rede nacional de clubes de saúde convenientes.)

Suporte pela Internet para perda de peso
Total Health
3835-R E. Thousand Oaks Boulevard, Suite 130
Westlake Village, CA 91362 – EUA
Website: www.totalhealthdoc.com
(Um mês de suporte on-line grátis para dieta e suporte contínuo por uma pequena taxa.)

Bibliografia

ANDERSON, Bob. *Stretching.* Bolinas, Califórnia: Shelter Publications, 1984.

AGATSTON, Arthur, *The South Beach Diet: The Delicious, Doctor-Designed, Foolproof Plan for Fast* e *Healthy Weight Loss.* Nova York: Rodale Books, 2003.

ALPERS, D., R. E. Clouse e W. F. Stenson, eds. *Manual of Nutritional Therapeutics,* 2ª ed. Boston: Little, Brown, 1998.

ATKINS, Dr. *A nova dieta revolucionária do dr. Atkins.* Rio de Janeiro: Record, 1992.

AUDETTE, Ray, com Troy Gilchrist. *Neanderthin: Eat Like a Caveman to Achieve a Lean, Strong, Healthy Body.* Nova York: St. Martin's Press, 1999.

Break Free of Junk Food and Sugar Cravings – for Life! Nova York: Harper-Collins, 1997.

BRZYCKI, Matt, ed. *Maximize Your Training: Insights from Leading Strength and Fitness Professionals.* Chicago: Masters Press, 2000.

D'ADAMO, Peter, com Catherine Whitney. *Eat Right for Your Type: The Individualized Diet Solution to Staying Healthy, Living Longer and Achieving Your Ideal Weight.* Nova York: G. P. Putnam, 1996.

DAOUST, Joyce, e Gene Daoust. *40-30-30 Fat Burning Nutrition: The Dietary Hormonal Connection to Permanent Weight Loss and Better Health.* Del Mar, Califórnia: Wharton Publishing, 1996.

DUFTY, William. *Sugar Blues.* Nova York: Warner Books, 1976.

EADES, Michael, e Mary Eades. *O Poder da Proteína.* São Paulo: Manole, 2000.

Encyclopedia of Foods. San Diego: Academic Press, 2002.

ERASMUS, Udo. *Fats and Oils: The Complete Guide to Fats and Oils in Health and Nutrition.* Vancouver: Alive Books, 1986.

GITTLEMAN, Ann. *The 40-30-30 Phenomenon: The Easy-to-Follow Diet Plan Tailored for Individual Needs.* New Canaan, Conn.: Keats Publishing, 1997.

GUYTON, Arthur. *Textbook of Medical Physiology,* 7ª ed. Filadélfia: W. B. Saunders, 1986.

HAAS, Robert. *Eat to Win: The Sports Nutrition Bible.* Nova York: Rawson Associates, 1983.

HECKER, Arthur, ed. *Clinics in Sports Medicine: Nutritional Aspects of Exercise.* Filadélfia: W. B. Saunders Company, 1984.

HELLER, Richard, e Rachael Heller. *The Carbohydrate Addict's Diet: The Lifelong Solution to Yo-Yo Dieting.* Nova York: Penguin, 1991.

_____. *Carbohydrate-Addicted Kids: Help Your Child or Teen Break Free of Junk Food and Sugar Cravings – for Life.* Diane Publishing Company, 1997.

LEMMON, P. W. "Effects of Exercise on Dietary Protein Requirements." *International Journal of Sports Nutrition* 8 ((1998): 426-427.

NEPORENT, Liz e Suzanne Schlosberg. *Weight Training for Dummies.* Nova York: IDG Books Worldwide, 1997.

POORTMANS, R. e O. Dellaliux O. "Do Regular Hight-Protein Diets Have Potential Health Risk on Healthy Kidney Functions in Athletes?" *International Journal of Sports, Nutrition and Exercise and Metabolism* 10, nº 1 (2000): 28-38.

SEARS, Barry, com Bill Lawren. *O Ponto Z – A Dieta.* Rio de Janeiro: Campus, 1997.

SIZER, Francis, e Eleanor Whitney. *Nutrition: Concepts and Controversies,* 6ª ed. St. Paul, Minn: West Publishing Company, 1994.

U.S. Food and Nutrition Board. *Recommended Dietary Allowances.* Washington, D.C.: National Academy Press, 1989.

VIGILANTE, Kevin, e Mary Flynn. *Low-Fat Lies: High Fat Frauds and the Healthiest Diet in the World*. Washington, D.C.: Lifeline Press, 1999.

WEIL, Andrew. *Eating Well for Optimum Health: The Essential Guide to Food, Diet, and Nutrition*. Nova York: Alfred A. Knopf, 2000.

_____. *Natural Health, Natural Medicine: A Comprehensive Manual for Wellness and Self-Care*. Nova York: Houghton Mifflin 1995.

ZARINS, Bertram, ed. *Clinics in Sports Medicine: Olympic Sports Medicine*. Filadélfia: W. B. Saunders, 1983.

Índice remissivo

A

AA (ácido araquidônico), 43
Acessulfame K (Ace-K), 89
ácido alfa-linoleico (ALA), 43
ácido araquidônico (AA), 43
ácido fólico (folato), 70-71
ácidos graxos essenciais, 42, 43
ácidos graxos trans, 42, 67, 93
ácido linoleico, 41, 42, 43
ácido pantotênico, 70
açúcar
    como combustível para
     exercícios, 147
    grãos convertidos em, 84
    simples, 33
    tipos de, 85-88
    uso do termo, 85-86
açúcar mascavo, 86
açúcar sangüíneo (glicose), 34, 44,
   53, 86, 100

açúcar turbinado, 86
açúcares simples, 33
aditivos alimentares, 67
adoçantes artificiais, 60, 66-67,
   83-90, 93
adoçantes calóricos (nutritivos),
   84-85
adoçantes não calóricos (não
   nutritivos), 85, 88-92
adoçantes nutritivos, 83-88
Agatston, Arthur, 26
água, 33, 60, 61, 79-81
   e insulina, 80-81
    monitorando a ingestão de, 80,
    81
    necessidade diária de, 80
ALA (ácido alfa-linoleico), 43
alcoóis de açúcar, 65, 66-67, 86-87
alimentos
   aditivos nos, 67

categorias de, 64
combinações de, 108
como combinar, 33-34
como combustível, 33
controle de porções, 103, 108, 138
desejos por alimentos nos feriados, 137
diário de, 105-07
digestão dos, 33
fome emocional, 30
intervalos entre as refeições, 100, 102-03
macronutrientes nos, 33
natureza viciadora dos, 29-31
opções de cardápios, 104
receitas, *veja* receitas do Saúde Total

almoço
constituição física grande, perda de peso moderada, 134-35
constituição física média, perda de peso moderada, 128-29
constituição física muito pequena, perda de peso moderada, 116-17
constituição física pequena, perda de peso moderada, 122-23

alongamento
da panturrilha, 162
da parte inferior das costas, 159
da parte inferior das costas com giro, 159
da virilha, 161
do jarrete, 160
dos braços e ombros, 162
dos pés e tornozelos, 161
dos psoas, 159
amilase, 76
aminoácidos, 33, 76
essenciais, 33
amor e bondade, 177
antioxidantes, 74, 75
aquecimento para exercício, 158
aspartame, 60, 90
átomo de enxofre, 89
auto-estima, 146
auto-renovação, 176-77
aves, dicas de preparação de, 93
azeite de oliva, 43, 93

B

bagaço, 81
banda elástica, fixação da, 163
batimentos cardíacos por minuto, 148
bebidas alcoólicas, 61, 102
Beck, Aaron, 30
bem-estar emocional e social, 175-76
betacaroteno, 70
biodisponibilidade, 76
biotina, 70, 71
bondade e amor, 177
boro, 71
bromelina, 76

C

cadeias de fast-food, 65
café, 80-81
com leite, 93

café-da-manhã, 104
cafeína, 80-81
Circuito de Treinamento™ de
30 Minutos para Queima
de Gordura, 157-58
constituição física grande, perda de
peso moderada, 131-334
constituição física média, perda de
peso moderada, 125-27
constituição física muito pequena,
perda de peso moderada, 113-15
constituição física pequena, perda
de peso moderada, 119-21
cálcio, 39, 71
calorias, 33, 66-67
caminhada aeróbica, 164
caminhada aeróbica e corrida sem
sair do lugar, 164
carboidrato, 33
carga de, 147
conteúdo zero de carboidratos
livres, 66, 87, 103
de alto índice glicêmico, 35, 38-
39, 43-44, 83-84, 109
de baixo índice glicêmico, 35,
39
dietas de alto carboidrato, 27-
32
e cadeias de fast-food, 66
e combinações de proteínas,
108
e delta 6 desaturase, 42
e eicosanóides, 42
e fibras, 83
e macronutrientes, 69, 102-13
e obesidade, 34-36
fontes de, 36, 102
índice glicêmico dos, 35
ingestão reduzida de, 102

livres, 65
na pirâmide alimentar, 38-39
no peso-alvo, 108-09
no programa Saúde Total, 58-
73
produtos de baixo carboidrato,
65-67, 103
proporção de proteína e, 100
carne, dicas de preparação, 93
celulose, 82
centros de condicionamento físico,
157
cérebro, glicose no, 34, 86
cetonas, 25
cetose, 25
chás de ervas, 81
cianocobalamina, 71
cloreto, 71
clubes de saúde, 151-54
cobre, 71
coenzimas, 71
colesterol, 32, 44-45, 82
HDL, 45
LDL, 45
cólicas abdominais, 87
compromisso vitalício com o
aprendizado, 176
conceito, 40-30-30, 25
conexão entre a dieta e os
hormônios, 29, 34-36
conservantes, 67
constipação, 81, 82
constituição física, 100
constituição física grande
café-da-manhã, 131-134
jantar, 134-35
almoço, 134-35
lanches, 135-37
constituição física média

café-da-manhã, 125-27
jantar, 128-29
almoço, 128-29
lanches, 129-31
constituição física muito pequena
café-da-manhã, 113-15
jantar, 116-17
almoço, 116-17
lanches, 117-19
constituição física pequena
café-da-manhã, 119-21
jantar, 122-23
almoço, 122-23
lanches, 123-25
conteúdo zero de carboidrato livre
álcool de açúcar, 86-87
calorias com, 102
lanches, 65-66
Contrato de Saúde e Felicidade, 235-36
controle de porções, 103, 108, 138
correr sem sair do lugar, parte aeróbica dos exercícios, 164
crescimento espiritual, 176-78
crescimento pessoal, 176
cromo, 71, 74
crunch abdominal [flexão dorso-lombar], 166

D

Data Laboratory do USDA, 72-73
delta-5 desaturase, 42
delta-6 desaturase, 42, 43
deltóides anteriores, 167
desejos por alimentos nos feriados, 138
desenvolvimento intelectual, 176

desenvolvimento profissional, 176
desidratação, 79
diabetes, 32
diabetes do adulto, 32
diário, 105-06
diarréia
causada por ingestão de fibras, 83
causada por manitol, 86, 87
dieta Atkins, 25-26
dieta da Zona, 25-26
dieta de South Beach, A (Agatston), 26
dietas
Atkins *vs.* Saúde Total, 25-28
e exercícios, 26
conceito 40-30-30, 25
conexão hormonal com, 25-32, 34-36
ineficácia das, 25-28
mito da dieta de baixa gordura, 28-32
Dietary Supplement Health and Education Act (1994), 68
digestão, 33, 83-84
dióxido de carbono, 33
diretrizes do Guia da Pirâmide Alimentar, 37, 41
doença cardíaca coronariana, 42-45
índice de risco de, 45
cozinha oriental, 108

E

Eades, Mary, 24
Eades, Michael, 24
eicosanóides, 41-44
efeitos laxantes, 87, 88

elementos-traço, 76
elétrons, andando em pares, 75
elevação e abaixamento dos
ombros, 166-67
emoções, controle das, 29-31
energia alimentar, medida em
calorias, 33
enxofre, 71
enzimas, 76
EPA (ácido eicosapentanóico), 43
Equal, 90
equipamentos, exercícios, 151
eritritol, 66, 86, 87
ervas medicinais, 78
estudo de caso, Richard, 46-48
exame de sangue, o que procurar
no, 44-45
exercícios, 102, 145-72
aeróbicos, 147-48
aquecimento, 158
aviso, 165
banda elástica para, 163
banda elástica, 165-69
benefício dos, 146
caminhada aeróbica e corrida
sem sair do lugar, 164
centros de condicionamento
físico para, 156
clube de saúde para, 152-54
de alongamento, 150, 158-62
de grupo, 156
e auto-estima, 146
e flexibilidade, 150
e freqüência cardíaca, 156
e metabolismo, 147
e mobilidade, 150
e programas alimentares, 29
e vasodilatação, 158
em grupo, 156

equipamentos para, 151
monitor de freqüência cardíaca
para, 148
motivação para, 151
para o bíceps, 168
para o peito, 172
para o tríceps, 168-69
para queimar gordura, 146-47
passivos, 149-150
personal trainer para, 154-56
recursos, 243-45
relaxamento nos, 151
resistência, 148-49, 156
resposta hormonal aos, 147
treinamento em circuito, 156-
58
veja também exercícios específicos
exercícios de resistência, 148-49,
156-57, 165-69
atenção, 165
bíceps, 168
crunch abdominal [flexão
dorso-lombar], 166
deltóides anteriores, 167
elevação e abaixamento dos
ombros, 166-67
extensão das costas, 165
flexão dos joelhos, 169
peito, 172
remada sentado, 169
repetições, 165
tríceps, 168-9
exercícios específicos
alongamento da panturrilha,
162
alongamento da parte inferior
das costas, 159
alongamento da parte inferior
das costas com giro, 159

alongamento da virilha, 161
alongamento dos braços e
    ombros, 162
alongamento do jarrete, 160
alongamento dos pés e
    tornozelos, 161
alongamento dos psoas, 159
aviso, 165
bíceps, 168
crunch abdominal [flexão
    dorso-lombar], 166
deltóides anteriores, 167
elevação e abaixamento dos
    ombros, 166
extensão das costas, 160, 165
flexão dos joelhos, 169
peito, 172
remada sentado, 169
tríceps, 168
extensão das costas, 160-165

F

fajitas, 108
fazer algo de bom por alguém, 178
FDA
    e adoçantes artificiais, 90
    e rótulos dos alimentos, 61-64
    e suplementos alimentares, 68,
        74
fermentação, 84
ferro, 71, 74
fibras, 26, 61, 81-84
    benefícios para a saúde, 82-83
    e carboidratos, 83
    insolúvel, 82
    necessidade diária de, 83

o que são, 82
    solúveis, 82
fitonutrientes, 75
fixação de banda elástica
    em grade, 163
    em maçaneta, 163
flatulência
    causada por adoçantes, 87, 88
    causada por ingestão de fibras,
        84
flexão dos joelhos, 172
flexibilidade, 149-50
fome emocional, 30
Food Safety do USDA, 62-64
fósforo, 71
freqüência cardíaca e exercícios,
    156
freqüência cardíaca máxima, 148
frutas
    frutose nas, 86
    na pirâmide alimentar, 39
    ricas em fibras, 26, 83-84
frutose, 86

G

gases de nitrogênio, 84
gastrocnêmico, 162
George P., 51-52
gerenciamento de peso, 85
glicogênio, 86
glicose, 34, 35, 44, 53, 86, 100
glucagon, 31, 35, 42, 43, 147
goma (fibra solúvel), 82
gordura corporal
    analisador de, 98
    dietas de baixa gordura, 28-32

e gordura corpórea, 28, 34
e gordura nos alimentos, 28, 34
e macronutrientes, 69
fontes de, 34
funções da, 36-37, 41, 67
ideal, 98
na pirâmide alimentar, 39-40
obesidade, 28
queimar *vs.* armazenar, 30, 31
queimar, 25, 147
grãos
convertidos em açúcar, 83
integrais, 83
Greg B., 51-52
grupos de apoio, 178
Guia da Pirâmide Alimentar do
USDA, 37-41

H

hemicelulose, 82
hemorróidas, 82
Hermesetas, 90
hidrolisado de amido hidrogenado
(HSH), 87
hiperinsulemia, 44
hipófise, 149
hipoglicemia, 34, 53
histórias de sucesso do Saúde
Total
George P., 51-52
Greg B., 49-50
Jackie P., 27-28
Joe L., 91-92
Judy A., 77-78
Richard, 46-48
Rusty N., 170-71

Sue M., 59-60
Tammy B., 139-41
hormônio do crescimento humano,
149
HSH (hidrolisado de amido
hidrogenado), 87

I

índice de atividade, 99
índice de massa corpórea (IMC),
98
índice de risco de doença cardíaca,
45
índice glicêmico, 35
indigestão, 83-84
informações nutricionais, 61-65
insulina, 31-32, 34, 42, 44, 45
e água, 80-81
e café, 80-81
e exercícios, 147-48
e fibras, 82-83
e frutose, 86
intervalos entre as refeições, 100,
102
intolerância à lactose, 76
iodo, 71
iogurte, dicas de preparação de, 93
isomalte, 87, 88

J

Jackie P., 27-28
jantar
constituição física grande,
perda de peso moderada,
134-35

constituição física média, perda de peso moderada, 128-29

constituição física muito pequena, perda de peso moderada, 115-17

constituição física pequena, perda de peso moderada, 122-23

Joe L., 91-92

Judy A., 77-78

K

King, Larry, 7

L

lactase, 76

lactitol, 86

lanches

constituição física grande, perda de peso moderada, 135-37

constituição física média, perda de peso moderada, 129-31

constituição física muito pequena, perda de peso moderada, 117-19

constituição física pequena, perda de peso moderada, 123-25

laticínios, 39, 76

latissimus dorsi, 169

licopeno, 76

lignina, 82

lipase, 76

Lycasin, 87

M

macronutrientes, 33, 69, 109-13

escolha de carboidratos, 111-13

escolha de proteínas, 110-11

magnésio, 71

maltitol, 66, 87-88

maltose, 87-88

manganês, 71

manitol, 87, 88

manteiga, 42, 93

margarina, 93

massa corporal magra, 33, 97, 98

massa muscular, 148-49

massas, 83-84

medicamentos, ganho de peso causados por, 103

medidor de gordura corporal, 98

mel, 86

metabolismo, 33, 69, 74, 100-01, 146-47, 149

Metamucil, 83

micro-hormônios (eicosanóides), 41-43

micronutrientes, 33, 67-76

minerais, 71

absorção de, 76

quelados, 76

escolhendo suplementos, 74-76, 83

suplementos, 61, 67-76

no programa Saúde Total, 73-75

minerais essenciais, 71

minerais quelados, 76

minerais-traço, 71

mobilidade, 149-50

mobilização articular, 150

molho de salada, dicas de preparação de, 93

monitor de freqüência cardíaca, 148

motivação para os exercícios, 151

músculos, 33

    desenvolvimento de, 148-49

    trapézios, 166-67

N

necessidade diária de proteína, 26, 97, 99, 100, 102

niacina, 70

nível de atividade

    de atleta, 99

    moderado, 99

    muito ativo, 99

    sedentário, 99

Nova dieta revolucionária do Dr. Atkins, A, 25

NutraSweet, 90

nutrientes, 33

O

obesidade, 29

    carboidratos e, 34-36

    índice de massa corpórea e, 98

objetivo na vida, 176-177

óleo

    de gergelim, 43

    de peixe, 43

    hidrogenado, 67

    parcialmente hidrogenado, 42, 93

opções de cardápios, 100-01, 104, 113-37

    almoço, 116-17, 122-23, 128-29, 134-35

    café-da-manhã, 104, 113, 115, 119-21, 125-27, 130-34

    constituição física grande, perda de peso moderada, 131-37

    constituição física média, perda de peso moderada, 125-31

    constituição física muito pequena, perda de peso moderada, 113-19

    constituição física pequena, perda de peso moderada, 119-25

    desejo por alimentos nos feriados, 137-38

    jantar, 116-17, 122-23, 128-29, 134-35

    lanches, 117-19, 123-25, 129-31, 135-37, 137

osteoartrite, 150

oxidação, 75

oxigênio, 33

P

pâncreas, 32, 34

passar rapidamente no óleo quente, 108

pectina, 82

peixe, dicas de preparação, 93

pensamentos, controle dos, 30

perda de peso, 23, 102-103

personal trainer, como escolher, 154-55

peso, 58
  ideal, 98-108
  mantendo o, 108, 109
  medicamentos e, 103
piridoxina, 70
plantas, nutrientes das, 75
Poder da proteína, O (Eades), 24
Ponto Z – a dieta, O (Sears), 25
polímeros, 33
polióis, 86
porcentagem de gordura corporal
  ideal, 98
potássio, 71
proantocianidinas, 76
problemas de tireóide, 103
produtos recomendados, 237-41
programa Saúde Total
  açúcar sangüíneo controlado
    no, 53
  benefícios do, 15, 16, 26
  café-da-manhã, 104
  carboidratos no, 58, 73-74
  contrato de saúde e felicidade,
    235-36
  diário do, 105-106
  dicas de sucesso, 58, 60, 61
  e eicosanóides, 41-42
  idéia por trás do, 15
  intervalos entre as refeições,
    100-01, 102
  monitorando o progresso no,
    58
  nascimento do, 23-24
  o que esperar, 107
  opções de cardápios, 100-01,
    104, 113-37
  organizando tudo, 97-100
  outros programas *vs.* o, 25-26

primeira semana no, 107
proteína no, 73-74
saúde mental, 175-78
segunda semana, 107
vitaminas e minerais no, 74-75
website, 57-58, 104
protease, 76
proteína, 33
  e combinações de carboidratos,
    108
  e eicosanóide, 41-43
  e glucagon, 35
  e macronutrientes, 109-113
  e micronutrientes, 69
  enzimas, 76
  na pirâmide alimentar, 39
  necessidade diária de, 26, 97,
    99, 100, 101
  no peso-alvo, 108-09
  no programa Saúde Total, 73-
    74
  produtos de alta proteína, 65-
    67
  proporção de carboidratos e,
    100-01

Q

quadríceps, 172
quilos de gordura, 98
quiroprático, 150

R

radicais livres, 74-75
reação insulínica, 53
receitas do Saúde Total, 181-233

abacate recheado com salmão, 183

abobrinha ao estilo do Mediterrâneo, 226

aspargos com pinhões e queijo, 225

aperitivos e lanches ricos em proteína, 181-87

aves, 207-13

azeitonas com ervas, 184

beringela recheada, 229

bife mexicano, 199

brócolis à moda da Sicília, 227

brócolis quentes com molho de azeitonas, 226-27

burritos vegetarianos, 224

camarão catalina, 215

camarão com alho e molho de vinho, 214-15

camarão grelhado picante, 186-87

carne assada à moda mexicana, 200

carne bovina, 197-203

carne com broto de feijão, 200-01

carne de porco, 204-206

carne com brócolis na panela wok, 201

ceviche, 218-19

chucrute saboroso, 227

cogumelos recheados com caranguejo, 185

coquetel de caranguejo e abacate, 186

costela de primeira, 198

costela desossada assada no forno, 198-99

enrolado de carne, 185

enrolado de peru, 182

enrolado de presunto, 184

ensopado de carne e cogumelos, 202-203

entradas ricas em proteínas, 198-224

entradas protéicas vegetarianas, 230-24

feijão-caupi à moda crioula, 225

filé de salmão com manteiga ao Zinfandel, 216-17

frango barbecue, 207

frango com limão à moda asiática, 207

frango empanado com ervas e limão, 212-13

frango com macadâmias, 210

frango com 40 dentes de alho, 208-209

frango grelhado com mostarda de Dijon, 209

frango picante com ervilhas, 212

frango sauté com agrião, 210-11

galeto recheado com tangerina, 211

gaspacho, 196-97

goulash húngaro, 202

guarnições de vegetais, 225-29

linguado simples, 214

lombinho de porco recheado, 204

molho cremoso de alho, 194

molho de churrasco, 207

molho grego, 194

molhos de salada, 194-95

musse livre de açúcar, 231

pão de tofu, 222

parfait de frutas livre de açúcar, 232-33

peixe com castanha-de-caju, 217
peixes e frutos do mar, 214-19
picolé de iogurte, 232
pimentões recheados com
carne de porco, 205-206
pimentões saborosos, 227-28
porco com chucrute, 205
pudim de tapioca livre de
açúcar, 230
quadrados de abobrinha e
queijo, 181
quiche sem massa de salsicha
de soja, 220-21
rolinhos de salmão defumado,
182
salada Caesar de frango, 188
salada Califórnia de repolho
cru, 190
salada de abacate e cebola
vermelha, 191
salada de abobrinha marinada,
192-93
salada de couve-flor, 189-90
salada de frango ao molho
curry, 192
salada de frutos do mar, 191
salada fria de aspargos, 189
salada oriental de repolho cru,
193
saladas, 188, 93
sobremesas, 230-33
sopa de abobrinha, 197
sopa fria de guacamole, 196
sopas, 196-97
supremo de salmão, 215-16
sorvete caseiro livre de açúcar,
230
tofu ao óleo de gergelim com
frutas mistas e vegetais, 221
tofu com parmesão, 222-23

tofu assado no forno, 220
tomates ligeiros, 183
torta de queijo livre de açúcar,
233
vegetais refogados à tailandesa,
223
vermelho ao estilo de Veracruz,
218
vinagrete italiano, 195
relacionamentos saudáveis, 175
relaxamento, 151
remada sentado, 169
resistência à insulina, 33
resistência hidráulica, 156
resposta hormonal, 146-147
resposta insulínica, 36, 43
riboflavina, 70, 71
Richard (estudo de caso), 46-48
rins, 25, 79
rótulos dos alimentos, 31-65,
65-66
Rusty N., 170-71

S

sacarose, 86, 87, 90
sais de cálcio, 151
saladas, 108
saúde do coração, 44-45
Saúde e Felicidade, Contrato de,
235-36
Saúde Mental, 175-78
bem-estar emocional e social,
175-76
crescimento espiritual, 176-78
desenvolvimento intelectual, 176
vícios, 178
Schneider, John, 18
Sears, Barry, 25

selênio, 71, 74
sementes de uva, 76
serviço comunitário, 178
servir aos outros, 177-78
síndrome de silo, 83-84
sistema imunológico, 41
sódio, 67, 71, 103
sorbitol, 87, 88
Splenda, 60, 67, 88
Stevia, 60, 89
steviosídeo, 89
substitutos do açúcar, 60, 65-66, 84-91, 93
sucralose, 60, 67, 88
Sue M., 59-60
sulforafane, 76
Sweet'N Low, 90

T

tamanhos das porções, 63
Tammy B., 139-41
tecido cerebral, oxidação do, 75
técnica da aproximação, 61, 108, 138
tempo de qualidade, 176
terapia comportamental cognitiva, 29-31
tiamina, 71
treinamento de peso, 85
treinamento em circuito, 156-58
triglicerídeos, 31, 46

V

vasodilatação, 158
vegetais
    dicas de preparação de, 93
    frutose nos, 86

na pirâmide alimentar, 39
ricos em fibras, 83, 84
vícios, 178
vitaminas, 61, 67
    A, 69, 70, 74, 75
    antioxidantes, 74-75
    C, 69, 70, 75
    carboidratos em, 102
    D, 69, 70, 72, 74
    do complexo B, 69, 70
    E, 69, 70, 75
    escolhendo suplementos, 74-76, 83
    funções das, 69
    hidrossolúveis, 69
    IDR, 73
    ingestão adequada de, 70
    K, 69, 70
    lipossolúveis, 69
    megadoses de, 74
    no programa Saúde Total, 73-74
    VDR de, 70, 72, 73

W

website do USDA, 41

X

xarope de milho, 86
xaropes livres de açúcar, 60, 93
xilitol, 86

Z

zinco, 71, 74

Você pode adquirir os títulos da Editora Best*Seller*
por Reembolso Postal e se cadastrar para
receber nossos informativos de lançamentos
e promoções. Entre em contato conosco:

mdireto@record.com.br

Tel.: (21) 2585-2002
Fax.: (21) 2585-2085

De segunda a sexta-feira,
das 8h30 às 18h.

Caixa Postal 23.052
Rio de Janeiro, RJ
CEP 20922-970

Válido somente no Brasil.

Este livro foi composto na tipologia
Bell MT, em corpo 12/14,3, impresso em
papel off-set 75g/m², no Sistema Cameron
da Divisão Gráfica da Distribuidora Record.